■担当編集委員
宗田　大
東京医科歯科大学大学院医歯学総合研究科
運動器外科学教授

■編集委員
宗田　大
東京医科歯科大学大学院医歯学総合研究科
運動器外科学教授

中村　茂
帝京大学医学部整形外科学教授

岩崎倫政
北海道大学大学院医学研究科
整形外科学教授

西良浩一
徳島大学大学院ヘルスバイオサイエンス研究部
運動機能外科学教授

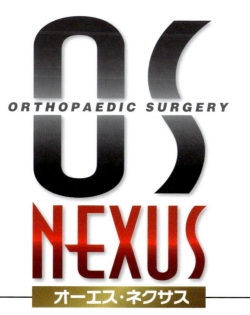
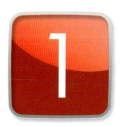

膝・下腿の
骨折・外傷の手術

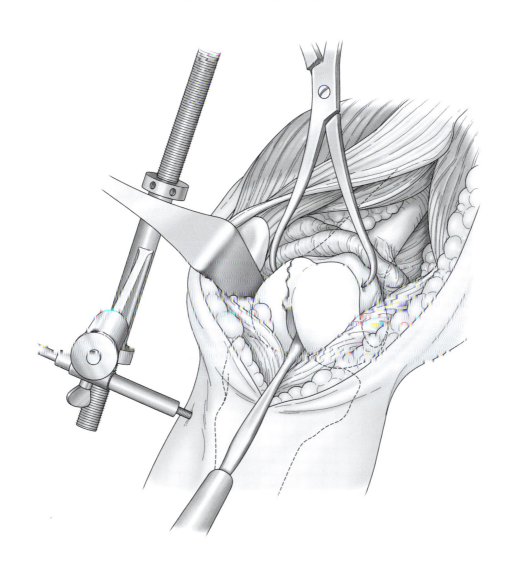

MEDICAL VIEW

本書では，厳密な指示・副作用・投薬スケジュール等について記載されていますが，これらは変更される可能性があります。本書で言及されている薬品については，製品に添付されている製造者による情報を十分にご参照ください。

OS NEXUS No.1
Surgical treatment strategy and management of fractures and complicated injuries of the knee and lower leg

(ISBN 978-4-7583-1380-3 C3347)

Editor：TAKESHI MUNETA

2015.2.10　1st ed

©MEDICAL VIEW, 2015
Printed and Bound in Japan

Medical View Co., Ltd.
2-30 Ichigayahonmuracho, Shinjyukuku, Tokyo, 162-0845, Japan
E-mail　ed @ medicalview.co.jp

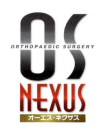

序文

『OS NEXUS』No.1発刊によせて

　OSシリーズは，OS NOWとしてメジカルビュー社から1991年に刊行された。これまでにない美しい多くの手書きのイラストを主体として，手術を進めるうえで真に役立つ手術書として多くの若い整形外科医の目をとらえた。『OS NOW』は『新OS NOW』，『OS NOW Instruction』とシリーズを重ねて，6〜7年ごとに新たな知識や技術の息吹を加え，好評を博してきた。

　OSシリーズは本年より『OS NEXUS』シリーズとして，若い整形外科医に新たな挑戦をする。

　『OS NEXUS』ではこれまでの「イラストでわかりやすく解説する手術書」を踏まえ，若手医師が必要とする症例数の多い疾患に対して，複数の手技を提示しながらより幅広く実践的に対応することを目標に掲げた。同時に術前に予習し，手術室に持ち込めるような書籍とするため，時代のニーズにも合わせ，電子書籍版でも展開することとした。

　欧米を訪れると，多くの医師がパーソナルコンピューターとしてMacを愛用し，1人1人がタブレットを片手に読書，論文作成，プレゼンの準備を，いろいろなシチュエーションで実施しているのを目にする。近年ようやく街でもそのような光景が少しずつ目立つ。日本の手術室でもタブレット端末が，記録や研究に使われるようになってきた。『OS NEXUS』シリーズでは初めて電子版が併売される。本『OS NEXUS』シリーズによってOSシリーズはまさしく整形外科医の友，手術室での座右の書となる。タブレットは消毒された透明な袋に入れられ，若い整形外科医は本邦を代表する外科医からステップバイステップで手術の教えを受けることができる。

　新しい『OS NEXUS』シリーズ創刊号として「膝・下腿の骨折・外傷の手術」をお送りする。骨折や複雑な軟部組織を含む外傷は若い整形外科医が立ち向かわなければならない最初の関門である。そしてその治療はどれ1つとして同じではなく，経験を重ねても常に難しい挑戦でもある。時代の変遷により，固定機器はより使いやすくなり，固定法が変わり，より小侵襲の治療が実践されるようなった。創傷治療の概念も変わってきている。

　しかし本邦では外傷センターが充実しておらず，系統的な治療の研修や教育，研究システムが整っているといえない。時代の流れに後れを取っている経験に基づく治療が行われている側面もある。

　本巻では現場で活躍されている一線の外傷外科医に，中でも得意とする分野を担当していただいた。手術法には多くのオプションがありうるが，代表的な手術法について懇切丁寧にイラストを用いて解説していただくとともに，別の方法についても言及していただいた。部位によって別の治療法の選択や術後のケアが必要になる。骨折に対しては膝，膝蓋骨，顆間隆起，下腿を3部位に分けて手術の詳細を解説していただいた。

　複雑な骨折には合併症がつきものである。患者は合併症のために長く機能障害から復帰できないことも少なくない。早期に合併症に対し正しく対処することが，骨折の整復固定法よりも大切な場合もある。本書ではコンパートメント症候群や創傷処置について具体的に解説し，若い整形外科医が身に着けておくべき皮膚移植法や，血管吻合を用いない有茎組織移植法を解説している。さらに外傷治療の現場で理解しておくべきDCO（damage control orthopedics）の概念と方法について紹介した。

　三次元CT画像とその再構築が容易になった昨今，骨折の詳細や術後の整復性の実態が一目瞭然にわかる。これは整形外科医，外傷外科医にとって両刃の刃であり，より厳しい時代となった。しかし長期的な機能に対する配慮や患者のトータルケアは初療期から同時に考慮されなければならず，救命や3D-CTでの整復性のみで満足できるものではない。

　本書が新しいシリーズとして若い整形外科医のより身近な解説書として，多くの患者の治療に役立つことを願ってやまない。

2015年1月

東京医科歯科大学大学院医歯学総合研究科運動器外科学教授

宗田　大

膝・下腿の骨折・外傷の手術

CONTENTS

I 骨折の手術療法

大腿骨遠位部骨折	峰原宏昌ほか	2
膝蓋骨骨折	長野博志	10
脛骨顆間隆起骨折	古賀英之ほか	16
脛骨近位部骨折	松井健太郎ほか	26
脛骨近位端・骨幹部・遠位端骨折	最上敦彦	38
脛骨遠位部骨折	小川健一	58

II 骨折・外傷に伴う軟部組織損傷に対する手技

下腿コンパートメント症候群に対する筋膜切開術	新藤正輝	74
局所陰圧閉鎖療法（NPWT）を用いた膝・下腿の外傷治療	鈴木 卓	80
膝・下腿の外傷における皮膚移植術（分層・全層植皮術）	辻 英樹	86
膝・下腿の外傷における有茎組織移植術	王 耀東	94

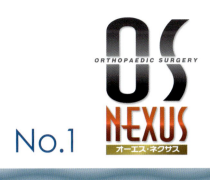

No.1

III 骨折・外傷治療で困ったときに

膝・下腿の骨折・外傷におけるDCO（damage control orthopedics）
　　　　　　　　　　　　　　　　　　　　　　　　　　黒住健人　110

膝・下腿の骨折・外傷に頻用する創外固定　　　　　　　福島達也ほか　118

膝・下腿の骨折・外傷で起こる骨欠損に対する手術（骨移植，Masquelet法）
　　　　　　　　　　　　　　　　　　　　　　　　　　野田知之　132

膝・下腿の骨折・外傷におけるLIPUSの実際　　　　　　松村福広　142

下腿骨折後遷延癒合・偽関節に対する手術　　　　　　　渡部欣忍　148

執筆者一覧

■担当編集委員
宗田　大　　東京医科歯科大学大学院医歯学総合研究科運動器外科学教授

■執筆者（掲載順）
峰原　宏昌	北里大学病院救命救急災害医療センター講師
松浦　晃正	北里大学病院整形外科学講師
河村　　直	北里大学病院整形外科学
長野　博志	香川県立中央病院整形外科主任部長
古賀　英之	東京医科歯科大学大学院医歯学総合研究科運動器外科学
堀江　雅史	東京医科歯科大学再生医療研究センター
宗田　　大	東京医科歯科大学大学院医歯学総合研究科運動器外科学教授
松井健太郎	帝京大学医学部整形外科学
小林　　誠	帝京大学医学部整形外科学准教授
松下　　隆	帝京大学医学部整形外科学主任教授
最上　敦彦	順天堂大学医学部附属静岡病院整形外科准教授
小川　健一	福山市民病院救命救急センター整形外科科長
新藤　正輝	帝京大学医学部附属病院外傷センター教授
鈴木　　卓	帝京大学医学部附属病院外傷センター准教授
辻　　英樹	札幌徳洲会病院整形外科外傷センターセンター長
王　　耀東	東京医科歯科大学大学院医歯学総合研究科整形外科学
黒住　健人	帝京大学医学部附属病院外傷センター准教授
福島　達也	長崎大学病院外傷センター
宮本　俊之	長崎大学病院外傷センター
田口　憲士	長崎大学病院外傷センター
野田　知之	岡山大学病院整形外科講師
松村　福広	湘南鎌倉総合病院外傷センター
渡部　欣忍	帝京大学医学部整形外科学教授

電子版の閲覧方法

メジカルビュー社 eBook Library

本書の電子版をiOS端末，Android端末，Windows PC（動作環境をご確認ください）でご覧いただけます。下記の手順でダウンロードしてご利用ください。
ご不明な点は，各画面のヘルプをご参照ください。

1 会員登録（すでにご登録済みの場合は2にお進みください）

まず最初に，メジカルビュー社ホームページの会員登録が必要です（ホームページの会員登録とeBook Libraryの会員登録は共通です）。PCまたはタブレットから以下のURLのページにアクセスいただき，「新規会員登録フォーム」からメールアドレス，パスワードのほか，必要事項をご登録ください。

https://www.medicalview.co.jp/ebook/

▶右記のQRコードからも進めます

2 コンテンツ登録

会員登録がお済みになったら「コンテンツ登録」にお進みください。
https://www.medicalview.co.jp/ebook/のページで，①会員登録したメールアドレスとパスワードでログインしていただき，下記のシリアルナンバーを使ってご登録いただくと，お客様の会員情報にコンテンツの情報が追加されます。

本書電子版のシリアルナンバー
コイン等で削ってください

※本電子版の利用許諾は，本書1冊について個人購入者1名に許諾されます。購入者以外の方の利用はできません。
また，図書館・図書室などの複数の方の利用を前提とする場合には，本電子版の利用はできません。
※シリアルナンバーは一度のみ登録可能で，再発行できませんので大切に保管してください。また，第三者に使用されることの無いようにご注意ください。

3 ビュアーアプリのインストール

お客様のご利用端末に対応したビュアーをインストールしてください。

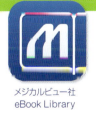
メジカルビュー社
eBook Library

⬇ **iOS版『メジカルビュー社 eBook Library』ビュアーアプリ**（無料）
App Storeで「メジカルビュー社」で検索してください。

⬇ **Android OS版『メジカルビュー社 eBook Library』ビュアーアプリ**（無料）
Google Playで「メジカルビュー社」で検索してください。
※Kindle Fireには対応しておりません。恐れ入りますが他の端末をご利用ください。

⬇ **Windows PC版『メジカルビュー社 eBook Library』ビュアー**（無料）
http://www.medicalview.co.jp/ebook/windows/のページから
インストーラーをダウンロードしてインストールしてください。

4 コンテンツの端末へのダウンロード

❶ 端末のビュアーアプリを起動してください。

❷ 書棚画面上部メニュー右側の ⚙ アイコンを押すと，ユーザー情報設定画面が表示されます。
（Android版，Windows版 は表示されるメニューから「ユーザー情報設定」を選択）

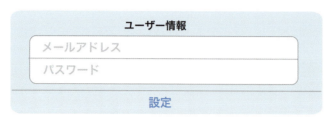

※画面やアイコンは変更となる場合がございます。

ここでは，❶ の手順で会員登録したメールアドレスとパスワードを入力して「設定」を押してください。

この手順により端末にコンテンツのダウンロードが可能になります。会員登録と違うメールアドレス，パスワードを設定するとコンテンツのダウンロードができませんのでご注意ください。

❸ 書棚画面上部メニューの ➕ アイコンを押すとダウンロード可能なコンテンツが表示されますので，選択してダウンロードしてください。
ダウンロードしたコンテンツが書棚に並び閲覧可能な状態になります。選択して起動してください。

※PCとタブレットなど2台までの端末にコンテンツをダウンロードできます。

5 コンテンツの端末からの削除

端末の容量の問題等でコンテンツを削除したい場合は下記の手順で行ってください。

❶ 書棚画面上部メニューの ➖ アイコンを押すと，端末内のコンテンツが一覧表示されます。コンテンツ左側の削除ボタンを押すことで削除できます。

※コンテンツは ４ の ❸ の手順で再ダウンロード可能です。
※端末の変更等でご使用にならなくなる場合，コンテンツを端末から削除してください。コンテンツをダウンロードした端末が2台あり，削除しないで端末を変更した場合は新たな端末でコンテンツのダウンロードができませんのでご注意ください。

ビュアーの動作環境
※2019年4月1日時点での動作環境です。バージョンアップ等で変更になる場合がございますので当社ウェブサイトでご確認ください。

iOS
iOS 9 以降をインストールできる iOS 端末

Windows PC ※Macintosh PCには対応していません。
Windows 7/Windows 8.1/Windows10を搭載のPC
（CPU：Core i3 以上，メモリ：4GB 以上，
ディスプレイ：1,024 x 768 以上の画面解像度）

Android
RAM を 1GB 以上搭載した，Android OS 4.0 以降をインストールできる端末
※Kindle Fire には対応しておりません。恐れ入りますが他の端末をご利用ください。

AI-ワイヤリングシステム
AI-Wiring System

AI-ワイヤリングシステムは、
柔軟で高い引っ張り強度を持つケーブルとスリーブボックスを
一体化することで優れた固定性を得ることができ、
幅広い適応性をもつ骨端部固定システムです。
また、症例に応じてチタン製、ステンレススチール製を選択できます。

特徴
ケーブルとスリーブボックスを圧着することで得られる優れた固定性
軟部組織の刺激の低減に貢献するロープロファイルインプラント形状
簡便で確実な操作性をもたらす専用インスツルメント

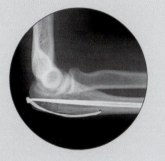 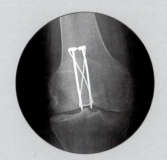 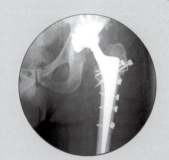 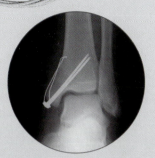

販売名：AI-ワイヤリングシステム
医療機器承認番号：21200BZY00214000

膝蓋骨骨折に対する
ひまわり法®

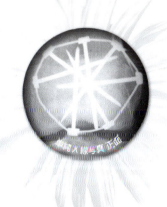

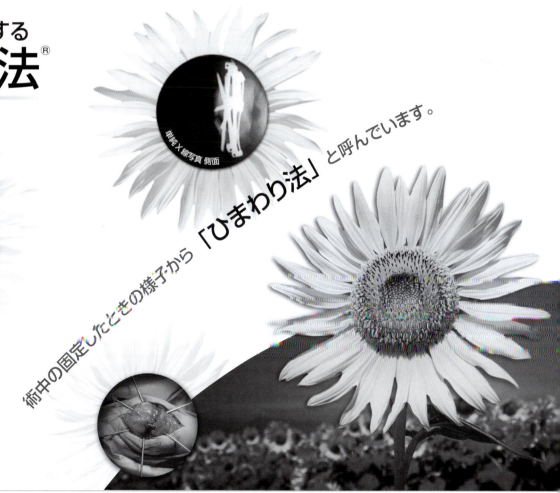

術中の固定したときの様子から「ひまわり法」と呼んでいます。

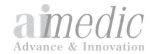
Advance & Innovation

製造販売元　**株式会社 アイメディック**
〒105-0012　東京都港区芝大門2-5-5 住友芝大門ビル
TEL:03-6435-8351　FAX:03-3432-0661　URL:http://www.ai-medic.co.jp/

スポーツ外傷・障害を知る・診る・治す・復帰させるための1冊

復帰をめざす スポーツ整形外科

編集 宗田 大
東京医科歯科大学大学院
医歯学総合研究科運動器外科学教授

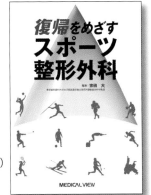

スポーツ外傷・障害について種目ごとに，各スポーツの基礎知識，代表的な病態の診断・治療，リハビリテーションを，ケースレポートを中心に，受傷からスポーツ復帰までを流れで解説。復帰・予防のツボをおさえ日常診療に役立つ1冊。

定価（本体 9,500円＋税）
B5変型判・676頁・2色刷（一部カラー）
イラスト250点，写真200点
ISBN978-4-7583-1040-6

目次構成

スポーツ外傷・障害の診かた

種目別　スポーツ整形外科の診断・治療

▲ **野球** リトルリーガーズショルダーの診断／成長期野球肘の診断　投球障害肩のメカニズムと画像診断／他

▲ **バスケットボール** バスケットボールの外傷・障害（疫学）／バスケットボールにおける膝前十字靱帯損傷の診断／他

▲ **バレーボール** バレーボールにおける上肢・体幹の外傷・障害（疫学）／バレーボールにおける膝前十字靱帯損傷の診断・治療／他

▲ **テニス** テニスの外傷・障害（疫学）／テニススイングにおける動作解析と腰部疾患の関連／テニス肘の診断と治療／他

▲ **陸上競技** 短距離競技，跳躍競技の外傷・障害（疫学）／陸上競技における疲労骨折の早期診断と治療／他

▲ **水泳** 水泳競技の外傷・障害（疫学）／水泳肩の診断と治療／水泳肩に対するリハビリテーション／他

▲ **サッカー** サッカーの外傷・障害（疫学）／サッカーにおける膝前十字靱帯再建術（STG使用）の診断と治療／他

▲ **ラグビー・アメリカンフットボール** ラグビーフットボールの外傷・障害（疫学）／ラグビーにおける頸髄損傷の診断／他

▲ **柔道・相撲** 柔道の外傷・障害（疫学）／相撲の外傷・障害（疫学）／柔道・相撲における鎖骨骨折の診断と保存療法／他

▲ **スキー・スノーボード** スノーボードの外傷・障害（疫学）／スキーにおける膝前十字靱帯損傷の診断と治療／他

小児・成長期のスポーツ外傷・障害に対する指導と予防
スポーツ外傷・障害における基礎知識

超音波画像で運動器疾患がここまでわかる時代の到来！

超音波でわかる運動器疾患
診断のテクニック

著者　皆川 洋至　城東整形外科診療部長

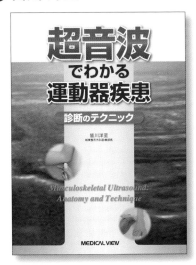

器械の進歩で格段に鮮明になり，運動器分野の特徴が十二分に理解できるようになった超音波検査を，外来やスポーツ現場で活用・応用するために，検査肢位・手順から部位別読影テクニックまでをわかりやすく詳述したマニュアル書。

▷ **プローブの動き**で適切な画像が描出できる
▷ **Step**順で画像が読める
▷ **Q&A**で分かりにくい画像も明らかに
▷ **エコーanatomy**で解剖との連携もバッチリ

■ 定価（本体7,800円＋税）　B5変型判・328頁・2色刷（一部カラー）・写真1,080点，イラスト140点　ISBN978-4-7583-1032-1

※ご注文，お問い合わせは最寄りの医書取扱店または直接弊社営業部まで。

メジカルビュー社　〒162-0845 東京都新宿区市谷本村町2番30号　TEL.03(5228)2050　FAX.03(5228)2059
http://www.medicalview.co.jp　E-mail（営業部）eigyo@medicalview.co.jp

骨折の手術療法 I

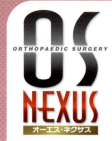

I. 骨折の手術療法

大腿骨遠位部骨折

北里大学病院救命救急災害医療センター　峰原　宏昌
北里大学病院整形外科学　松浦　晃正
北里大学病院整形外科学　河村　直

Introduction

術前情報

　大腿骨遠位部骨折は，高齢者の転倒など比較的低エネルギーの外傷で生じるものと，若年者の交通事故など高エネルギー外傷で生じるものがある[1]。高エネルギー外傷で生じたものは，それ以外にも体幹，四肢に合併損傷が隠れていることがあるため注意が必要である。

　ここでは本骨折の治療に比較的よく用いられるプレートでの固定について述べる。

●適応

　本骨折に対し保存的加療を選択する事は骨癒合後の著明な変形，外傷後関節症をきたすため，可能な限り手術を行うことが望ましい。
・順行性および逆行性髄内釘での固定が不可能な大腿骨遠位部骨折
・大腿骨遠位骨幹端骨折（AO/OTA分類 A1，A2，A3）
・大腿骨顆部骨折（AO/OTA分類 B1，B2，B3，C1，C2，C3）図1

●禁忌

　高齢者で内科的な疾患のため手術療法を行えない患者，もともと歩行不可能な患者は，保存療法を行うが，基本的に禁忌はない。

●麻酔

　全身麻酔・脊椎麻酔いずれでも可能であるが，術後の疼痛管理を考慮すれば硬膜外麻酔の併用が望ましい。

●体位

　仰臥位で行う。膝窩部に枕や滅菌シーツを折りたたんだものを挿入し，膝関節を軽度屈曲位に保つことで，骨折部の整復を得られやすい 図2。

手術進行

1. 術前準備
2. 皮切・展開
3. 顆部の整復操作
4. 骨幹端部の整復操作
5. 固定
6. 後療法

1. 受傷当日に内固定を行うことが理想であるが，人員不足，インプラントの手配，多発外傷，全身合併症などでそれが不可能である場合は，受傷早期に創外固定を立てておくことが望ましい。
2. 骨幹端部に粉砕骨折がある場合は，架橋プレートによるrelative stabilityが望ましいが，骨幹端部に粉砕骨折がない場合は，骨片間に圧迫をかけるラグスクリューなどを用いたabsolute stabilityが骨癒合には有利である。relative stability（相対的安定性）による固定とは整復位を保持しながら骨癒合を妨げない程度の微細な動き（micro motion）が生じる固定である。この固定ではmicro motionの力学的刺激により仮骨が形成されて骨折部が癒合する（間接的骨癒合）。absolute stability（絶対的安定性）による固定とは骨折部に動きがない状況を提供する固定で，解剖学的整復と骨片間の圧迫と摩擦によって達成される。この固定では仮骨を形成せずに骨折部が癒合する（直接的骨癒合）[4]。
3. Type C骨折の場合は，まず顆部関節面を整復固定する。すなわち，Type C骨折をType A骨折にしておいてから，最終的な固定へと移る。
4. 顆間窩にスクリューが挿入されることは，前十字靱帯および後十字靱帯の損傷を惹起するため，避けるべきである。そのためには透視での側面像でスクリューがBlumensaat's lineを越えないことが重要である。また，Blumensaat's line-shaft angleは顆部の後方凸変形残存の指標にもなり得る 図3。

大腿骨遠位部骨折

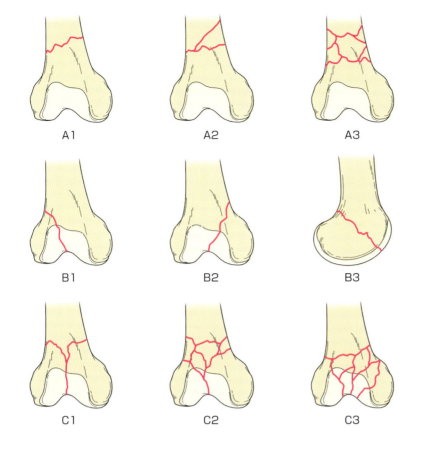

図1 AO/OTA分類

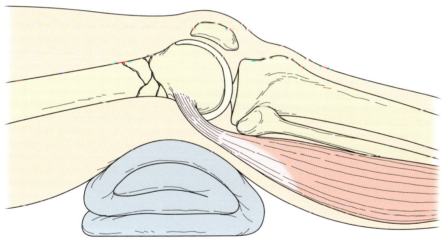

図2 体位
膝窩部に丸めたシーツなどを置き，整復位に近づける

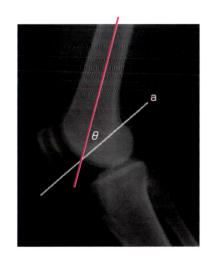

図3 側面での透視像
a：Blumensaat's line
θ：Blumensaat's line - shaft angle

手術手技

1 術前準備

　本骨折の場合，受傷当日に内固定を行うことが理想であるが，人員不足，インプラントの手配，多発外傷，全身合併症などでそれが不可能であることが多い。その際は，受傷早期（できれば受傷当日）に膝関節をまたいで大腿骨と脛骨に，すなわちtrans-articularに創外固定を立てておくことが望ましい[2]。

　その利点としては，軟部組織の保護，骨接合時の整復操作の容易さ，術前の疼痛管理，看護管理の負担軽減，臥床による肺炎発症の予防などがあげられる。また，Schanzスクリューをjoy stickとして骨折部を整復したり，ラージディストラクターをSchanzスクリューに装着し骨折部を牽引・整復することができる（ 4 にて後述する）。

　ただし，術野で創外固定を外すことになるため，不潔になりやすく注意が必要である。著者らは術野に滅菌したスプレーを持ち込み，それに消毒薬を入れて創外固定に噴霧することで，清潔を保つように工夫している 図4 。

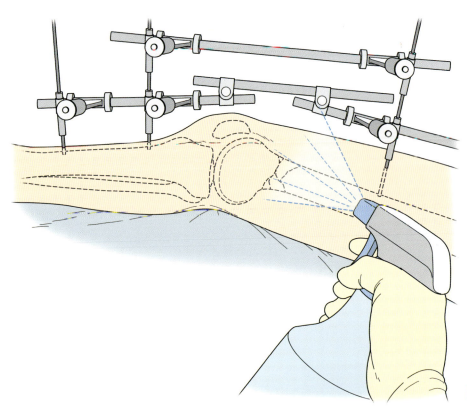

図4 スプレーによる消毒

2 皮切・展開

　大腿骨外側アプローチや大腿骨後側方アプローチを使用する。関節面が粉砕しており，関節面を直視下に整復しなければならない場合は，外側傍膝蓋アプローチ 図5b を用いる 図5a。骨折部の粉砕が強く整復困難な場合，dual plateを用いる必要性がある場合は内側アプローチを併用することもある。

　外側アプローチについて概説する。腸脛靱帯と大腿二頭筋の間に沿って10cm程度の皮切を置く。腸脛靱帯を縦切し 図5c，外側広筋を前方に避ける 図5d と，その深層に外側上膝動脈が走行しているのでこれを焼灼する。大腿骨顆部の骨膜まで到達したら，これを切開し骨膜下に骨膜剥離子を押し進める。後方は腓骨神経や膝窩動脈損傷の危険性があるので，骨膜下で展開することが重要である。

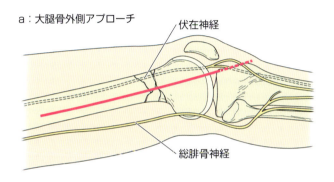

a：大腿骨外側アプローチ

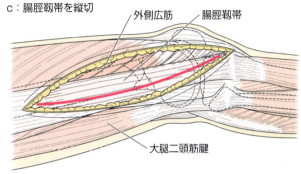

c：腸脛靱帯を縦切

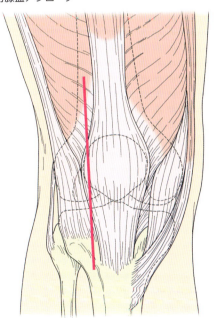

b：外側傍膝蓋アプローチ

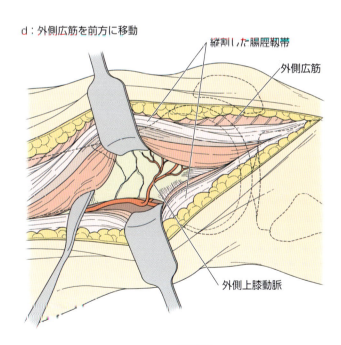

d：外側広筋を前方に移動

図5　外側アプローチ

3 顆部の整復操作

　大腿骨顆部関節面に骨折が及んでいる場合は，まずこちらから整復および固定を行う。つまり，Type C骨折をType A骨折にしておいてから，骨幹端骨折の固定へと移る。顆部骨折では骨折部を直視下において整復を行う 図6a 。関節面をみながら，徒手的に骨折部を整復するが，整復が困難な場合は顆部にKirschner鋼線（K-wire）やSchanzスクリューを刺入し，これをjoy stickとして整復を試みる 図6b 。この際，プレートを設置する位置を勘案してK-wireを刺入する。

　顆部後方の整復位が得られたかどうかを確認するには，顆部後方を触診し，骨折部にgapおよびstep offがないかをみるとよい。

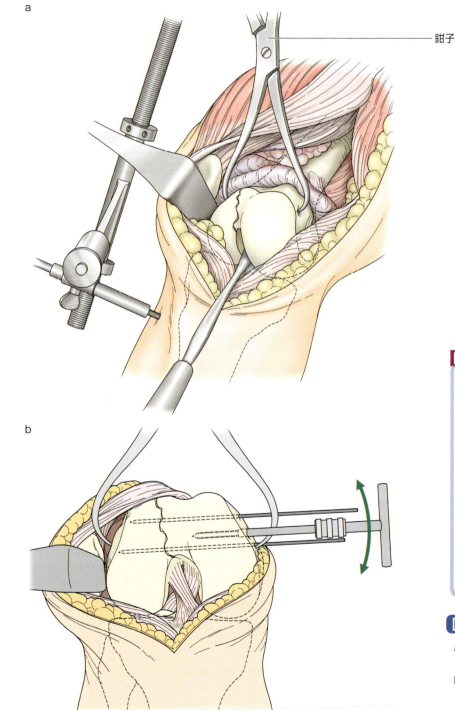

鉗子

NEXUS view

顆部をjoy stick操作で整復する際のコツ
- プレートを設置する側（外側が多い）の反対側よりK-wireを刺入し，プレート固定を妨げないようにする。
- 骨折部が噛み込んで整復位が得られにくい場合は，エレバトリウムなどで噛み込みを十分に解除しておいてから整復操作を行う。

図6 顆部の整復
a：直視下に関節面を鉗子にて整復する。
b：K-wireやSchanzスクリューを刺入し，joy stickとして整復を試みる

4 骨幹端部の整復操作

　顆部の整復位が得られたら，骨幹端部の整復に移る。大腿骨遠位部骨折では骨片は大腿四頭筋により短縮し，内転筋群により内反し，腓腹筋により後方凸となる。術前に膝窩に枕を入れ，膝を軽度屈曲位に保つ事で骨折部の後方凸を改善できる 図2 。短縮と内反を改善させるため，骨片を牽引しつつ外反を加えることで良好な整復位を得られる。

　術前に創外固定を行っている場合は，創外固定をそのまま用いるか 図7a ，創外固定のSchanzスクリューにラージディストラクターを装着し骨折部を牽引・整復する 図7b 。

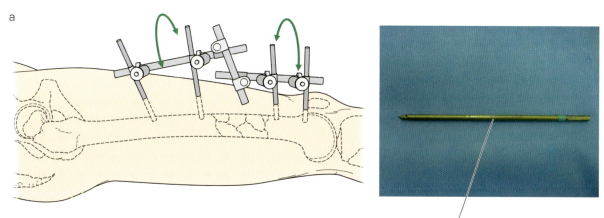

Schanzスクリュー：創外固定の際に使用する，部分螺子を持つスクリュー[4]

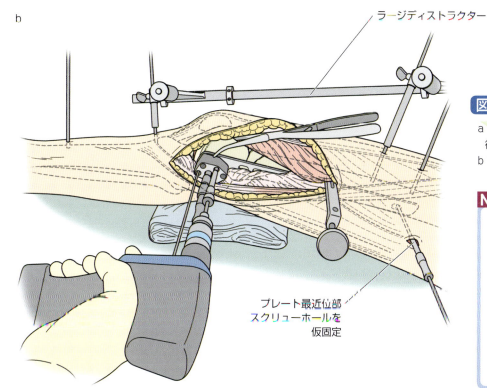

図7 骨幹端部の整復
a：創外固定などを使用して整復する。
b：プレート固定

NEXUS view
術中に創外固定のSchantzスクリューにラージディストラクターを取り付け，さらに鉗子等で整復後，プレート固定を施行している。プレートの最近位部スクリューホールをK-wireにて仮固定しておくことが重要である。

5 固定

固定

　良好な整復位を得られたら，プレート固定に移る．著者らはアナトミカルプレートであるLCP-Distal Femur plate（DePuy-Synthes社）を用いることが多い．

　創から近位方向へ大腿骨に沿って骨膜上をエレバトリウムなどを滑らせてプレートの通り道を作製しておき，そこにプレートを滑り込ませるMIPO（minimally invasive plate osteosynthesis）法で施行している．直視下および透視下にプレートの設置位置が適切であることを確認したら，プレートの近位および遠位のスクリューホールに設置したネジ付きドリルガイドおよびK-wire sleeveを通してK-wireを刺入し，プレートの位置を固定する．

粉砕が高度な例での固定

　顆部骨折の粉砕が強いもしくは骨折部がかなり遠位に及んでいるなどの理由で，最遠位のスクリューホールがBlumensaat's line[3)]を越える場合は，スクリューの挿入は外顆のみに留め，顆間窩にスクリューが突出しないように注意する必要がある．これは，顆間窩にスクリューが挿入されると，前十字靱帯および後十字靱帯の損傷を惹起する可能性があるためである．また，健側のBlumensaat's line shaft angle 図3 と比較することが，顆部の後方凸変形残存の指標ともなる．

　プレートの近位側が大腿骨の中央に設置されていることを透視で確認するためには，透視の照射方向が側面方向ではなく，スクリューホールに設置したネジ付きドリルガイドとプレートの陰影が一致する方向にして確認する必要がある．また，大腿骨のbowingとプレートのbowingが一致しないこともあるため，どこまでスクリューホールが大腿骨上にあるかを確認しておく必要もある．

　最後に各スクリューホールにスクリューを挿入し骨折部を固定する．アナトミカルプレートであるため，骨折部が粉砕していて解剖学的なアライメントが不明瞭である場合は，近位骨片の骨折部に近い部位のスクリューホールにコーティカルスクリューを挿入し，プレートを骨に引き寄せることで解剖学的アライメントを得ることができる．続いてロッキングヘッドスクリューを順次挿入していく．近位側のスクリューを挿入する際は，透視でスクリュー孔を確認し，その直上に小皮切を置いてスクリューを挿入する．創を十分に洗浄し，ドレーンを挿入した後，各創を縫合する．

> **NEXUS view**
> このとき，スクリューホールの最遠位がBlumensaat's lineを越え遠位にいかないことが重要である 図3．

> **NEXUS view**
> 大腿骨顆部外側は矢状面よりおよそ10°傾斜しているため，プレートの設置位置は大腿骨の外側面ではなく，やや前外側になる 図8．

> **NEXUS view**
> 重度軟部組織損傷などの理由により骨折部の内固定が不可能な場合，創外固定を最終固定とする方法もあるが，膝関節の拘縮とそれに伴う廃用性萎縮が生じ，機能的な膝関節機能を再度獲得するのは困難と思われる．また，高齢者の大腿骨遠位高度粉砕骨折に対しては一期的に人工膝関節置換術を行う治療法も報告されている[5)]．

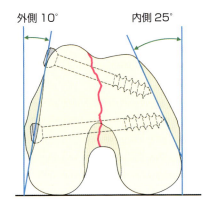
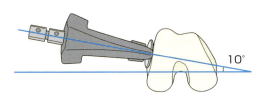

図8 大腿骨顆部の形状

6 後療法

ドレーン抜去（当院では術後2日目）後，CPM（continuous passive motion）を開始する。患肢免荷期間は粉砕の程度にもよるが6～12週とし，その後部分荷重を開始する。以下に症例を提示する（図9，図10）。圧迫スクリュー（ラグスクリュー）固定を保護するためのプレート，すなわちスクリューもしくは圧迫スクリューと併用してプレート固定を行う場合のプレートが保護もしくは中和プレートである[4]　図9。

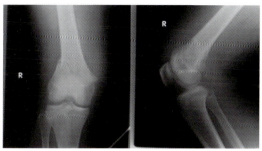

a：15歳，男子。バイク事故で受傷。AO分類33-A1。

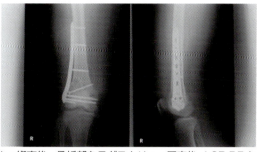

b：術直後。骨折部をラグスクリュー固定後，LCP-DFを用いて保護プレート固定を行った。

図9 Absolute stability

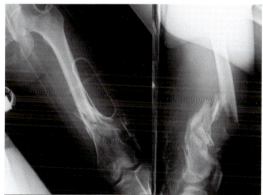

a：29歳，女性。

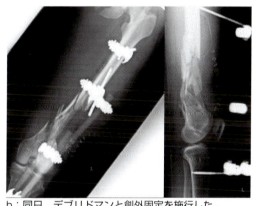

b：同日，デブリドマンと創外固定を施行した。

図10 Relative stability

開放骨折。Gustilo IIIA，AO分類33-C2。
a：高所からの墜落外傷。左大腿骨遠位部開放骨折。Gustilo IIIA，AO分類33-C2。
b：同日，創外固定後。
c：直視下に関節面を整復しスクリューにて固定後，アライメントを整えてLCP-DFを用いて架橋プレート固定を行った。骨欠損部にはセメントスペーサーを使用している。開放骨折。Gustilo IIIA，AO分類33-C2。

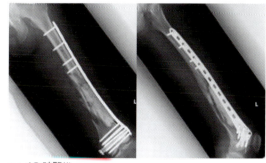

c：48時間後。

文献

1) Hoffmann MF, Jones CB, Sietsema DL, et al. Clinical outcomes of locked plating of distal femoral fractures in a retrospective cohort. Journal of Orthopaedic Surgery and Research 2013, 8: 43.
2) Ehlinger M, Ducrot G, Adam P, et al. Distal femur fractures. Surgical techniques and a review of literature. Orthopaedics and Traumatology: Surgery and Research 2013 99: 353-60.
3) Jacobsen K, Bertheussen K, Gjerloff CC. Characteristics of the line of Blumensaat. An experimental analysis. Acta Orthop Scand .1974; 45(5): 764-71.
4) 糸満盛憲．田中　正編．AO法骨折治療．第2版．東京：医学書院；2010．
5) Rosen AL, Strauss E. Primary total knee arthroplasty for complex distal femur fractures in elderly patients. Clin Orthop Relat Res 2004; Aug (425): 101-5.

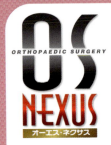

I. 骨折の手術療法

膝蓋骨骨折

香川県立中央病院整形外科　長野　博志

Introduction

術前情報

●適応・禁忌

　転位のない安定型の骨折は保存療法の適応である．安定型とは膝の屈曲において転位がなく，膝自動伸展が可能な骨折，すなわち膝伸展機構が温存されている骨折である．これらは膝伸展型装具やcylinder castなどの保存療法で治療可能である．

　しかし多くの膝蓋骨骨折は関節内骨折であるので，解剖学的整復と安定した内固定による早期可動域訓練が獲得できる手術療法が選択されることが多い．膝前面に挫創などが存在する場合，感染のリスクが高まるため，創部の状態が落ち着くまで，手術時期を延期することも考慮する必要がある．

●麻酔

　麻酔は腰椎麻酔あるいは全身麻酔が一般的である．

●体位

　仰臥位で行い，膝を屈曲，伸展が自由にできるようにしておく．

手術進行

1. 皮切・展開
2. 骨折部の展開
3. 骨折部の整復および確認
4. 骨折部の固定
5. 初期の後療法

❶ 粉砕骨折では術前にCT（再構成像を含む）で骨折部の詳細な検討を行う．
❷ 膝の可動域訓練で再転位やインプラントの脱転などが起こらないしっかりとした固定力の獲得は必須である．テンションバンド固定法が第一選択であり，その場合，圧迫側（関節面）の正確な再建が重要となる．
❸ インプラントの軟部組織の刺激による痛みや軟部組織合併症の予防に努める．

手術手技

1 皮切・展開

皮切は横切開あるいは縦切開が一般的である。横切開は皮線の走行に沿っており，整容的にはよい。縦切開は近位，遠位への延長が容易である。縦・横切開時いずれにおいても，伏在神経膝蓋下枝を損傷する危険性はあり，そのリスクについて術前に説明し同意を得ておく 図1。膝蓋骨前面に皮膚の損傷があれば，その部分は避ける。

皮下組織は薄く骨折部への到達は容易である。伸筋支帯や骨膜は愛護的に扱い，破綻していない伸展機構はできるだけ温存に努める。

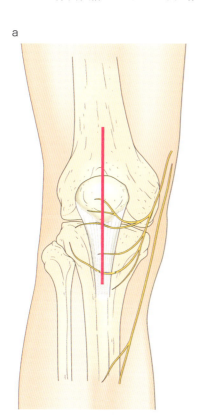
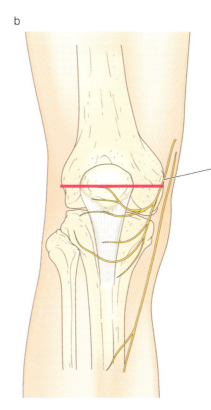

伏在神経膝蓋下枝

NEXUS view
健側のX線やCTによる術前評価 図2，膝蓋骨表面の挫創などのチェックし，術前計画を行うことは必須である。

図1 切開
a：縦切開
b：横切開

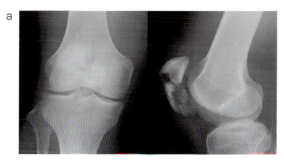
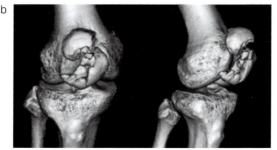

図2 術前画像評価
a：X線像
b：3D-CT像

2 骨折部の展開

骨折部および関節内を確認する。骨折部周辺の骨膜は最小限に剥離し，骨折部に付着している凝血塊などを除去し，骨折部を露出する。関節内の血腫は除去し，遊離小骨片の摘出を行う。比較的大きな遊離骨片は，再度整復して固定するために，一度摘出して保管しておく。軟部組織の剥離は最小限にとどめる。

3 骨折部の整復およびその確認

骨折部の整復操作は小型骨鉗子や膝蓋骨専用骨鉗子を用いて行う。単純な骨折では，膝蓋骨の表層側の骨折部を正確に整復すれば，関節面も整復されるが，粉砕や陥没あるいは2枚おろしになっている骨折においては表層を整復しても関節面は整復されないので注意が必要である。

膝蓋骨表面への直達外力により関節面骨片が表層側に陥没・転位している場合は，関節面骨片を整復すると表層側の骨片との間に骨欠損を生じる場合がある。その場合，関節面側の骨片を整復し，細いK-wireなどで周辺の骨片と固定するとともに，関節面側の骨片と表層側の骨片の間に人工骨などを充填し，再陥没を防止する 図3。粉砕している骨片を近位側（大腿四頭筋付着骨片）あるいは遠位側（膝蓋靱帯付着骨片）に順次整復し，細いKirschner鋼線（K-wire）などで固定する。近位，遠位の2つの骨片としてまとめた後，その2つの骨片を解剖学的に整復する。その確認には必要に応じて，約2～3cmの内側あるいは外側傍膝蓋骨切開を加え，そこから関節部を指で触知して確認するか，透視装置を用いて，膝蓋骨側面および内・外側の関節面の接線方向にセットし確認する。

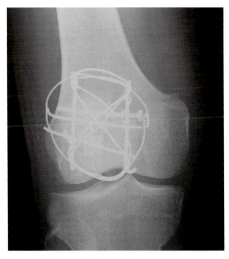
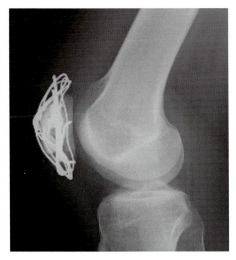
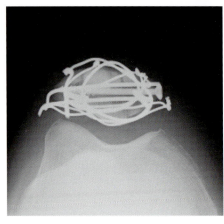

図3 再陥没の防止
関節面の陥没骨片を整復し，人工骨を充填し再陥没を防止する。

4 骨折部の固定

　粉砕の高度な場合は小骨片の固定は，細いK-wireや小スクリューを用いる。近位と遠位の骨片の固定は1.6〜2.0mmの2本のK-wireと1.0〜1.2mmのステンレスワイヤーを用いて行う（テンションバンド固定）。

　ステンレスワイヤーは2本のK-wireの深部で，近位は大腿四頭筋腱内を，遠位は膝蓋靱帯内を通過させる。ステンレスワイヤーは膝蓋骨に近接した部位に挿入することが重要である。ステンレスワイヤーは膝蓋骨前面で交差させ，8の字型にし，その両側を締めることにより，確実な圧迫をかける 図4 。さらに膝をしっかり屈曲することにより，関節側に圧迫がかかるとともに，ワイヤーの緩みなどを生じれば再度締めなおす。膝関節最大屈曲時にも骨折部に動きがなく，固定性が良好であることを確認する。

　粉砕が高度な場合は全周性にステンレスワイヤーをかける。K-wireは先端を確実に180°曲げて，腱を割いて骨の中にしっかりと打ち込み，割いた腱は確実に再縫合しておく 図5 。

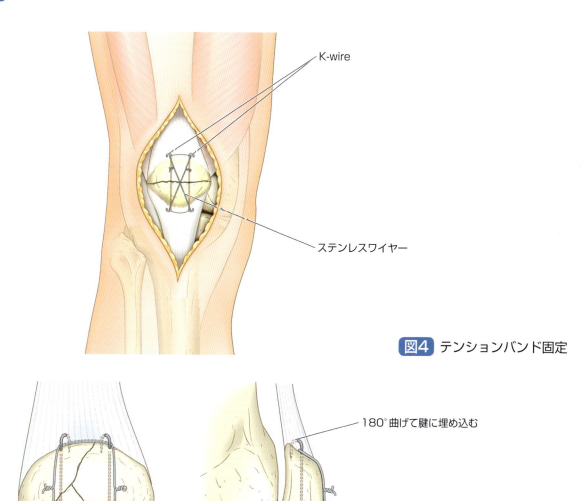

図4　テンションバンド固定

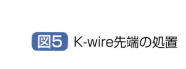

図5　K-wire先端の処置

5 初期の後療法

　十分な固定性が得られたと判断すれば，早期からの膝関節の可動域訓練は許可される．

　荷重も痛みに応じて許可できるが，初期には膝伸展装具下に行うほうが安全である．大腿四頭筋の筋力が回復するまでは歩行時には膝伸展装具を用いる．

> **NEXUS view**
>
> ・テンションバンド固定の落とし穴
> 　テンションバンド法において対側すなわち関節面側の正確な整復は必須である．これは関節であるから正確な整復が重要であるということばかりではなく，関節面側にギャップがあると，膝を屈曲しても十分な圧迫力はかからず，整復の破綻をきたす危険性もある．
>
> ・インプラントの突出や逸脱 図6
> 　K-wireやワイヤーの突出や，逸脱は避けたい合併症である．これらは皮膚の刺激症状をきたし，可動域訓練の障害，感染，固定力低下による骨折部の再転位や癒合不全の原因となる．
> 　それらを回避する方法としてK-wireの近位・遠位両側を後方に曲げる方法や，中空スクリューをK-wireの代わりに使用し，その中にワイヤーを通し，それを膝蓋骨前面で締結する方法，K-wireの先端にリングがついている鋼線の使用などがある 図7．

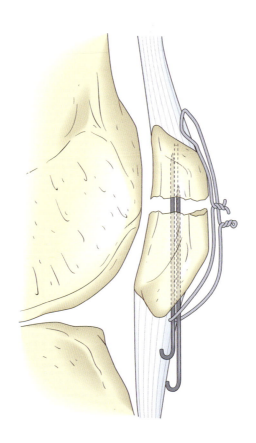

図6　インプラントの突出や逸脱

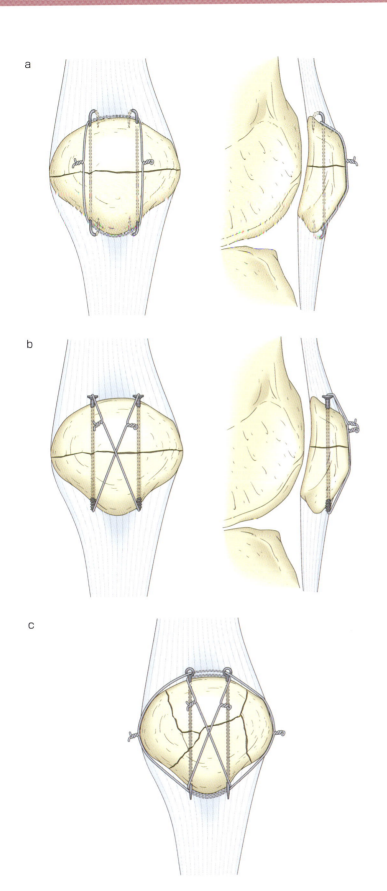

図7 インプラントの突出や逸脱対策

a：K-wireの両側を処理
b：中空スクリュー
c：リングピンなど

文献
1) Asheesh Bedi, Karunakar MA. Patella fractures and extensor mechanism injuries, Rockwood andf Green's Fractures in adults Volume 2. Wolters Kluwer, 2010, 1752-79.
2) 佐々木孝. 膝蓋骨骨折 ①保存療法と表面締結法. 骨折治療の要点と盲点. 東京: 文光堂; 2009. 155-7.
3) 森川圭造. 膝蓋骨骨折, 達人が教える外傷骨折治療. 東京: 全日本病院出版; 2012. 203-9

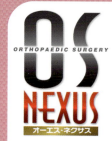

Ⅰ. 骨折の手術療法
脛骨顆間隆起骨折

東京医科歯科大学大学院医歯学総合研究科運動器外科学　古賀　英之
東京医科歯科大学再生医療研究センター　堀江　雅史
東京医科歯科大学大学院医歯学総合研究科運動器外科学　宗田　大

Introduction

術前情報

●適応と禁忌

　脛骨顆間隆起骨折は大多数が前十字靱帯（Anterior cruciate ligament；ACL）の剥離骨折であり，小児，成人ともにみられるが，8～14歳の小児に好発する．近年の小児のスポーツ活動の増加とともに，その頻度は増加している．

　脛骨顆間隆起骨折の分類にはMeyersの分類[1]（後にZaricznyjによって改変[2]）が用いられることが多い．通常転位のないType 1は保存療法，転位のあるType 2以上は手術適応となる．従来は観血的整復固定術や関節鏡視下でのpinningやscrew固定術が行われてきたが，近年では関節鏡視下でのpull-out固定法の良好な成績が報告されており[3,4]，ここでも同手術法を中心に述べる．

●麻酔

　成人の場合は全身麻酔，腰椎麻酔のどちらでも手術が可能であるが，小児では全身麻酔で手術を行う．

●体位

　仰臥位にて，通常の関節鏡用ドレープを用いて行う．著者らは患肢を手術台から下垂させて行うが，患肢を手術台に乗せて膝関節を屈曲位として行う方法やレッグホルダーを用いる方法もある．タニケットは術中に駆血できるようにあらかじめ準備しておく．関節鏡用還流ポンプは使用したほうが良好な視野を得られるが，自然滴下でも問題は生じない．

手術進行

1. 関節鏡による評価
2. 骨折部の郭清
3. 骨片の整復
4. 縫合糸の刺入
5. 骨孔作製
6. スーチャーリレー
7. pull-out固定
8. 初期の後療法
9. 関節鏡視下スクリュー固定

 Fast Check

❶外側傍膝蓋ポータルから鏡視し，前内側および前外側ポータルから操作を行うことにより良好な視野および操作性が得られる．

❷骨折の母床を十分に郭清し過整復気味にする．外側半月板前角や膝横靱帯などの整復障害因子に注意し，特に前方部の整復位に注意を払う．

❸縫合糸をpull-outする骨孔は母床内ではなく，母床のすぐ脇の前方内・外側に作製することにより整復位の保持が良好となる．

手術手技

1 関節鏡による評価

通常の前内側ポータルおよび前外側ポータルに加え，外側傍膝蓋ポータルを用いる図1。内側よりも外側から鏡視したほうが骨片の転位や整復障害因子を観察しやすい。30°の斜視鏡を用いて関節内を観察し，半月板損傷や他の靱帯損傷などの合併損傷の有無を確認し，必要に応じた処置を行う。骨折部を観察し，骨片の転位や状態，ACL実質部損傷の有無を確認する。

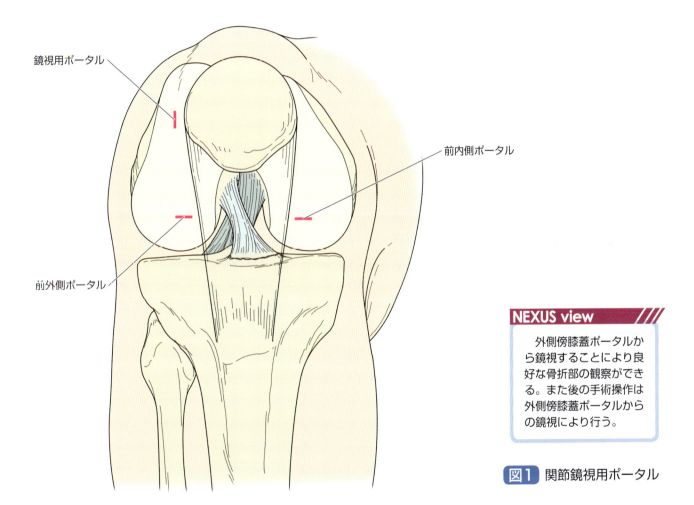

NEXUS view

外側傍膝蓋ポータルから鏡視することにより良好な骨折部の観察ができる。また後の手術操作は外側傍膝蓋ポータルからの鏡視により行う。

図1 関節鏡視用ポータル

2 骨折部の郭清

遊離小骨片があれば摘出する。骨片を軽く持ち上げ，骨片下面と母床の血腫や周囲軟部組織をシェーバーや鋭匙鉗子などを用いて除去し郭清する 図2 。

> **NEXUS view**
> 整復不足を避けること，またACL実質部損傷の可能性を考慮し母床の海綿骨を少し深めに掻爬し，過整復気味になるようにするとよい。ただし骨片後方に母床との連続性がある場合にはこれを損傷しないようにする。

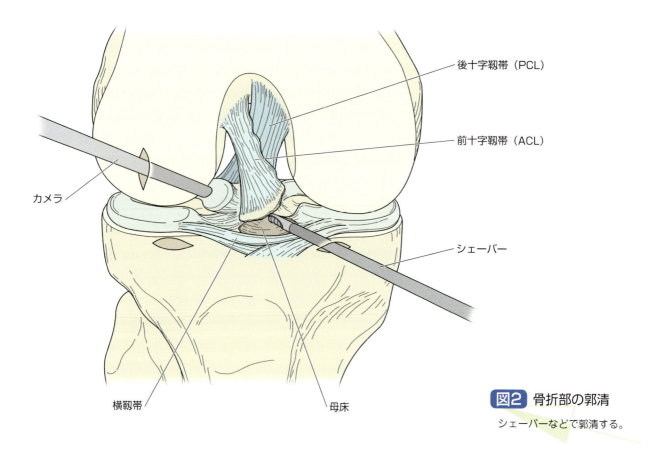

図2 骨折部の郭清
シェーバーなどで郭清する。

3 骨片の整復

　通常，骨片はACLに引っ張られて後外側に，前方が開くように転位している。プローブやグラスパーなどを用いて骨片を押さえこむように整復する 図3 。骨片に外側半月板（LM）前角が付着していることが多いが，付着していない場合にはLM前角が整復障害因子となることがある。また膝横靱帯も整復障害因子となることがあるので，前方部の整復位に特に注意する。

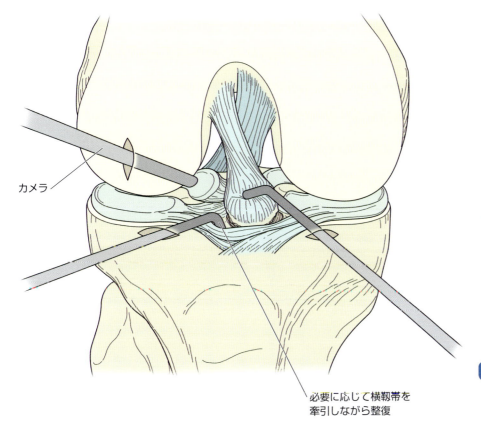

カメラ

必要に応じて横靱帯を牽引しながら整復

NEXUS view
膝横靱帯が整復障害因子となる際にはプローブを用いて膝横靱帯を前方に牽引しながら整復すると整復可能なことが多い。

図3 骨片の整復
骨片を押さえこむように整復する。

4 縫合糸の刺入

縫合糸をACLに刺入する。長直針を用いて刺入する方法やCaspari Suture Punchなどを用いてスーチャーリレーを行う方法があるが，著者らは簡便により深くACL実質部に刺入できる点からMicro Suture Lasso Small Curve with Nitinol Wire Loop（Arthrex）を用いてスーチャーリレーを行っている。Micro Suture Lasso Small Curve with Nitinol Wire Loop（Arthrex）を前内側ポータルから挿入し，ACLを骨片にできるだけ近いところで内側から外側に刺入する 図4 。Lasso内のWire Loopを前外側ポータルからスーチャーグラスパーを用いて拾い，Lassoを抜去する。

前外側ポータルの関節外にてWire Loopに2号のstrong sutureを通し，前内側ポータルからWire loopを引き出すことによってACLに糸をかけることができる 図5 。

> **NEXUS view**
> 同様の手技を繰り返し，少なくとも3本の縫合糸をACL実質部にかける。前内側および前外側ポータルから出ている縫合糸の両端はコッヘルなどで把持しておく。

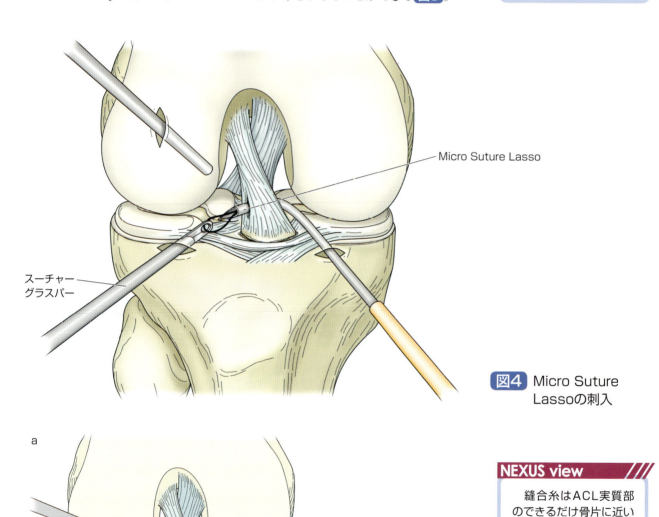

図4 Micro Suture Lassoの刺入

> **NEXUS view**
> 縫合糸はACL実質部のできるだけ骨片に近い部位にかける。縫合糸は少なくとも3本以上かけることを推奨する。

図5 ACLへの縫合

a：Wire Loopにstrong sutureを通す。
b：ACLに糸をかける。少なくとも3本は通す。

5 骨孔作製

脛骨近位前方内側に2 cmの斜切開を加え，ACL脛骨用ガイドを用いて骨片の内・外側前方，母床の両脇に2.4mm径のK-wireを用いて骨孔を作製する 図6 ， 図7 。LMの前角が骨片に付着している場合には，骨片を整復した状態でK-wireをLM前角部を貫くように刺入すると，縫合時により良好な固定性が得られる。

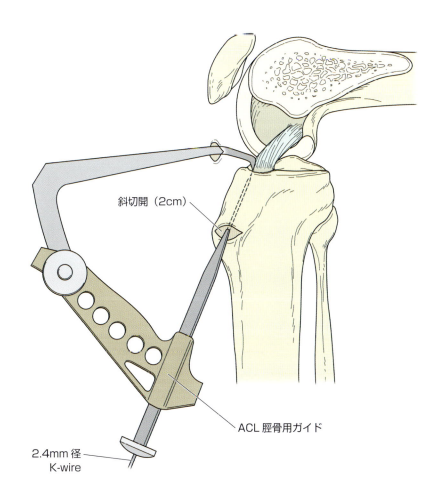

図6 骨孔の作製

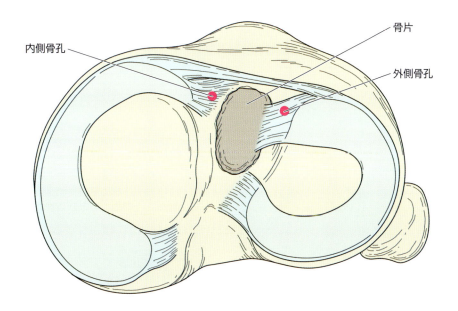

NEXUS view

骨孔の作製位置は前後方向で母床の中心よりも前方に作製する。また母床の中ではなく，母床のすぐ外の両脇に骨孔を作製する。こうすることにより前方の整復位の保持が良好となる 図7 。

図7 骨孔作製位置

6 スーチャーリレー

スーチャーレトリバーを用いて，リレー用の糸をループにして，脛骨前面から骨孔を通して関節内に導入する．外側の骨孔から導入したリレー糸と前外側ポータルから出ている縫合糸を前外側ポータルから同時に取り，関節外でリレー糸に縫合糸を通す 図8 ．リレー糸を脛骨前面から引き出すことによって縫合糸が骨孔に導入される．

同様の手技を繰り返すことにより，前内側ポータルから出ている縫合糸を内側の骨孔に導入する．

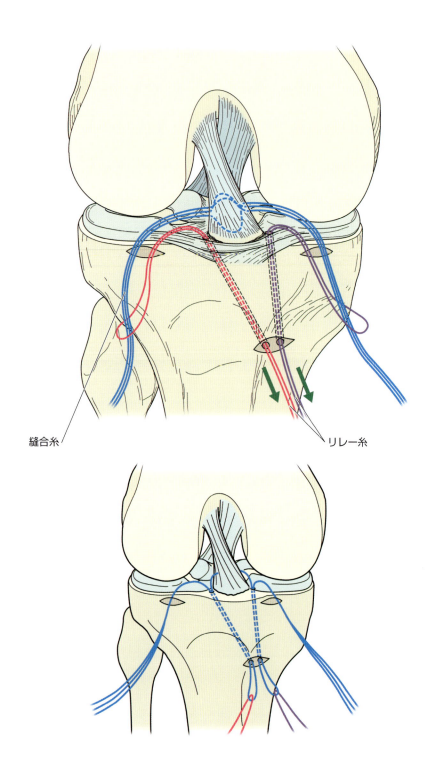

縫合糸　　　リレー糸

NEXUS view

リレー糸をポータルから拾う際に，縫合糸も同時に拾い関節外に出しなおす．これよってポータル部の軟部が絡まることを防ぐことができる．

図8 スーチャーリレー

7 pull-out固定

関節鏡視下にて骨片の整復位を確認しながら，膝関節屈曲20°にて，縫合糸を1本ずつボタンを用いて締結固定する 図9 ，図10 。

> **NEXUS view**
> 膝を伸展位近くまで伸ばし，縫合糸を引っ張ることによって良好な整復位が得られる。前述の整復障害因子については同様に注意が必要である。また縫合は可能であればsliding knotを用いるのが好ましい。

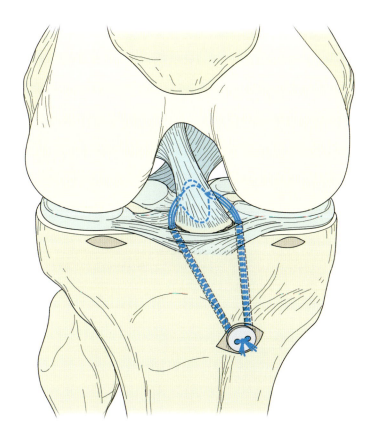

図9 pull-out固定

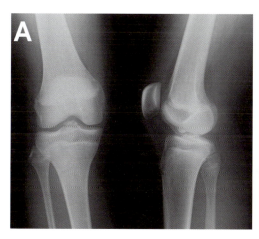
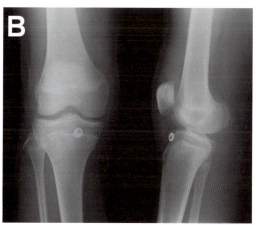

図10 pull-out固定の実際
a：術前
b：術後

8 初期の後療法

術後2週はニーブレースを用いて伸展位固定とする。大腿四頭筋セッティングは術翌日から開始する。術後2週より徐々に可動域訓練を開始し，3カ月での全可動域獲得を目指す。ニーブレースを用いた伸展位荷重は術翌日から許可する。ニーブレースを用いない部分荷重は良好な四頭筋セッティング並びに完全伸展，屈曲90°が獲得された時点で許可し，全荷重は骨癒合後の術後6週以降に許可する。

9 関節鏡視下スクリュー固定

剝離骨片が十分に大きく粉砕がない場合にはスクリュー固定法も適応になる。スクリュー固定法は，長所は手技が簡便で骨片が大きければ固定性に優れること，短所は粉砕骨片では固定性が不良であること，抜釘の必要性，抜釘まで伸展制限が生じやすいこと，などが挙げられる。

手術手技 図11

pull-out固定法と同様に鏡視下に骨片を整復した後，high antero-medial portalよりガイドピンを刺入し，透視もしくはX線撮影により確認する。特に骨端線閉鎖前の症例ではピンが骨端線を穿孔していないことを確認する。ガイドピンに沿って4.0mm径のcannulated cancellous screwを挿入する。必要に応じてワッシャーを使用する。

後療法

pull-out法と同様であるが，前述のようにscrew headのimpingementなどにより伸展制限を生じることがあるため，骨癒合確認後に早期にスクリューを抜釘する。

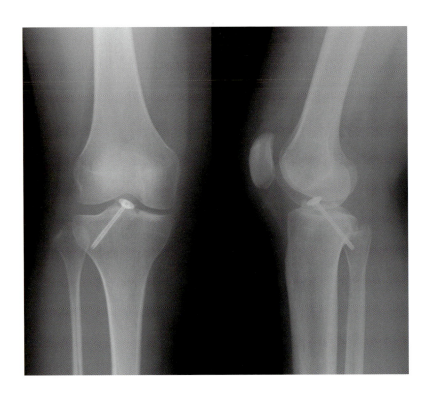

図11 鏡視下スクリュー固定法

文献

1) Meyers MH, McKeever FM. Fracture of the intercondylar eminence of the tibia. J Bone Joint Surg Am 1970; 52: 1677-84.
2) Zaricznyj B. Avulsion fracture of the tibial eminence: treatment by open reduction and pinning. J Bone Joint Surg Am 1977; 59: 1111-4.
3) Ahn JH, Yoo JC. Clinical outcome of arthroscopic reduction and suture for displaced acute and chronic tibial spine fractures. Knee Surg Sports Traumatol Arthrosc 2005; 13: 116-21.
4) Su WR, Wang PH, Wang HN, Lin CJ. A simple, modified arthroscopic suture fixation of avulsion fracture of the tibial intercondylar eminence in children. J Pediatr Orthop B 2011; 20: 17-21.

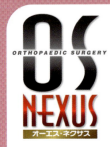

I. 骨折の手術療法
脛骨近位部骨折

帝京大学医学部整形外科学　松井健太郎
帝京大学医学部整形外科学　小林　誠
帝京大学医学部整形外科学　松下　隆

Introduction

術前情報

●適応と禁忌

　手術適応は，広く大きく転位した関節面骨片，不安定な骨折，下肢アライメント異常，開放骨折，コンパートメント症候群や神経血管損傷を伴うものである[1]。

　転位がほとんどない骨折では保存療法を行う。ただし内顆骨片が大きい場合，骨片の転位が増強する可能性が高く，手術療法を勧める[1]。術野に感染を伴っている場合，骨折手術に耐えられないほど全身状態が悪い場合などは保存療法が適応となる。

●麻酔

　麻酔は全身麻酔もしくは脊椎麻酔のいずれでも実施可能である。

●体位

　仰臥位で行う。必要があればタニケットを大腿部に装着する。患側下肢全体を清潔野とする。自家腸骨移植を行う場合は，同側腸骨稜部分も清潔野とする。清潔野で膝窩部に枕を置き，膝を約30°屈曲位とする 図1 。透視装置のCアームは対側から入れる。

●その他

　術前の画像検査による評価が重要である。特にCT検査で陥没，転位している関節面骨片の位置と範囲を把握して手術に臨む。AO分類 図2 ，Shatzker分類 図3 が使用される。分類に当てはめる作業は，術前に骨折型を評価する意味で重要である。

手術進行

1. 皮切：前外側アプローチ
2. 関節面の展開：Submeniscal arthrotomy
3. 関節面の解剖学的整復・仮固定
4. 骨移植
5. 内固定
6. 整復・固定性評価
7. 閉創
8. 後療法
9. 難治症例への対応

❶ 関節面骨片は，その下の海綿骨とともに，一塊として解剖学的に整復する。
❷ バットレス固定，ラグ固定，ラフト固定を骨折型に合わせて適用する。
❸ 骨欠損部分には骨移植を行う。

脛骨近位部骨折

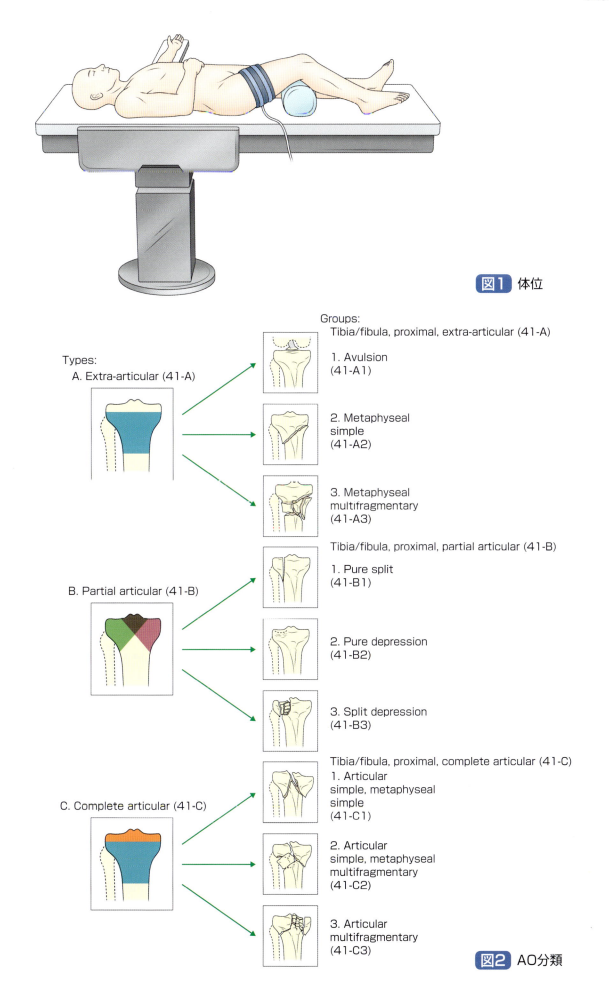

図1 体位

図2 AO分類

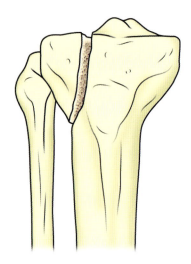

Shatzker type Ⅰ :
split fracture

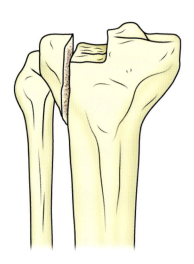

Shatzker type Ⅱ :
split depression fracture

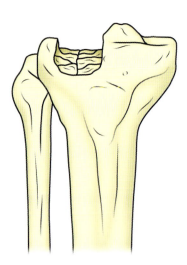

Shatzker type Ⅲ :
joint depression fracture

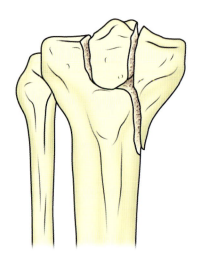

Shatzker type Ⅳ :
medial plateau fracture

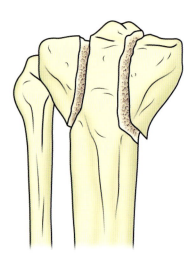

Shatzker type Ⅴ :
bicondylar fracture

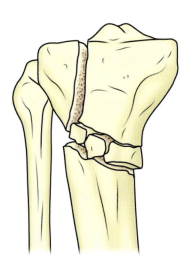

Shatzker type Ⅵ :
with extension to shaft fracture

図3 Schatzker分類

手術手技

AO41-B3，Shatzker type Ⅱ の手技を述べる（図4，図5）

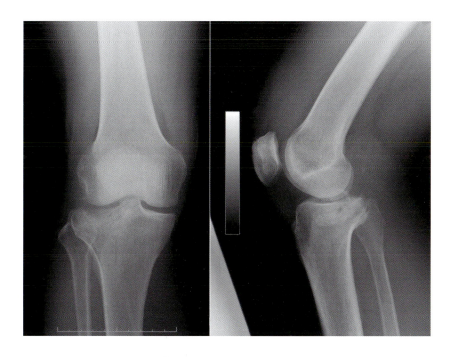

図4 X線像

AO41-B3，Shatzker type Ⅱ である。

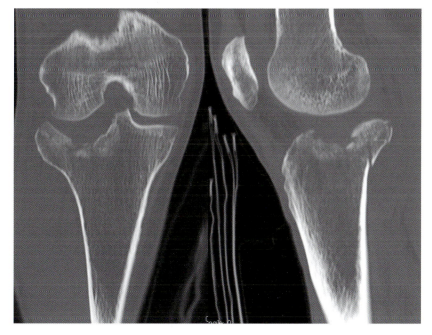

図5 CT像

AO41-B3，Shatzker type Ⅱ である。

1 皮切：前外側アプローチ

　ランドマークとして膝蓋骨，膝蓋腱，脛骨粗面，腓骨頭，Gerdy結節，膝関節高位をマーキングし，皮切位置を決定する。膝蓋骨外側縁，膝蓋腱外側縁，脛骨粗面，脛骨稜を結んだ線の1横指外側に沿った外側傍膝蓋切開とする。皮切を延長する場合，遠位は脛骨稜1横指外側に沿って延長し，近位は膝蓋腱外側縁一横指外側から逆J〜L字状に延長する 図6 。

　皮切と同レベルで皮下脂肪を展開し，筋膜を露出させる。前脛骨筋筋膜，腸脛靱帯をその線維方向に切開し，脛骨，前脛骨筋を露出する。このとき，脛骨稜外側に5mm程度筋膜を残して切開することで，後の筋膜縫合が容易になる。前脛骨筋腱の近位側付着部を脛骨からラスパトリウムなどで骨膜下に剥離することで骨折部を展開する 図7 。正中付近を操作する場合，膝蓋腱を損傷しないように注意する。

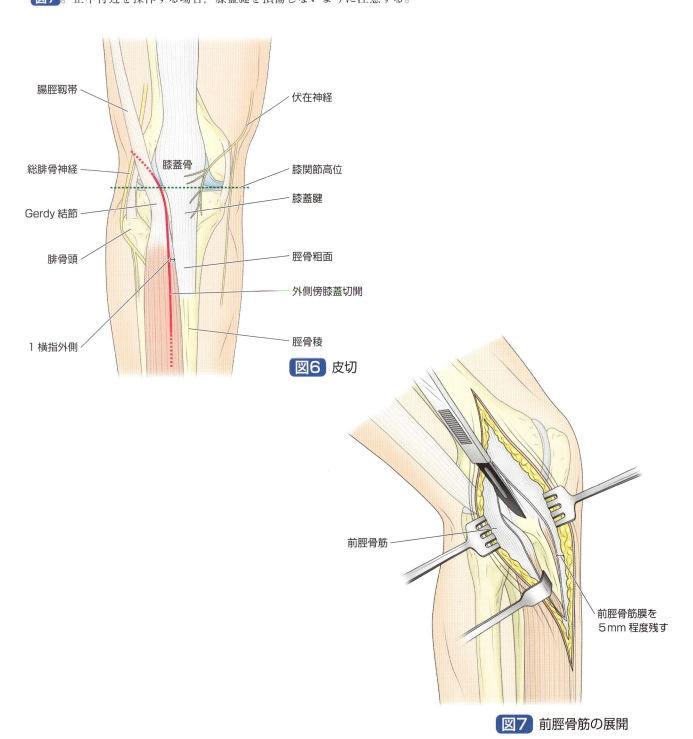

図6 皮切

図7 前脛骨筋の展開

2 関節面の展開：Submeniscal arthrotomy

関節面を直視下に観察するためにsubmeniscal arthrotomyを行う。外側半月板と脛骨の間の関節包を水平方向に鋭的に切開する 図8 。この際，後に半月板を脛骨に再縫着させるために，脛骨側に縫い代となる軟部組織を残しておくとよい。

切開した関節包と半月板に糸をかけ近位側に挙上することで，関節面を直視下に観察することができる 図9 。

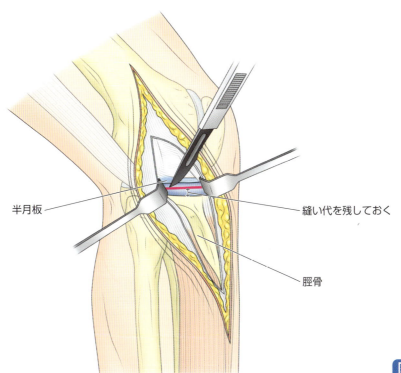

図8 関節包の展開

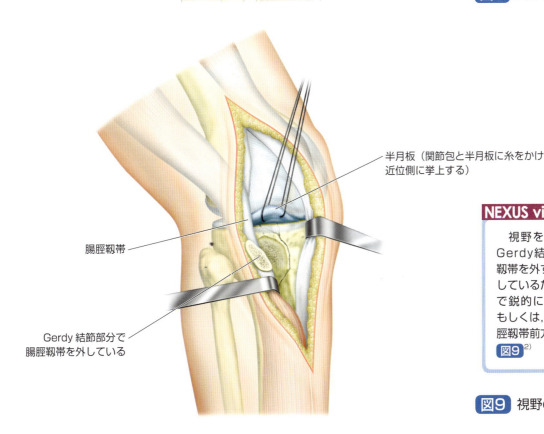

NEXUS view
視野を広げる場合，Gerdy結節部分で腸脛靭帯を外す。強固に固着しているため，メスなどで鋭的に骨膜下に剥離もしくは，骨片付きで腸脛靭帯前方を持ち上げる 図9 [2]

図9 視野の拡大

3 関節面の観血的整復・仮固定

　解剖学的整復を目標とし，直視下に整復を行う．骨幹端部の骨折線（split depressionのsplit部分）を慎重に観音開きにすると，陥没した関節面骨片が直視下に確認できる．この骨片を持ち上げるように整復する図10．このとき，できるだけ多くの海綿骨を関節面骨片側につけて，"関節軟骨—軟骨下骨—骨幹端部海綿骨"が一塊となるように操作することが重要である．

　具体的には，骨幹端部海綿骨遠位部分にノミを入れることで，"関節面骨片を含む一塊"の可動性を出し，その全体を下から持ち上げるようにして関節面を整復する図11．関節面整復は直視下に確認し，透視でも問題のないことを確認する．持ち上げた関節面骨片の直下を通るKirschner鋼線（K-wire）を挿入することで，関節面骨片を仮固定する図12．

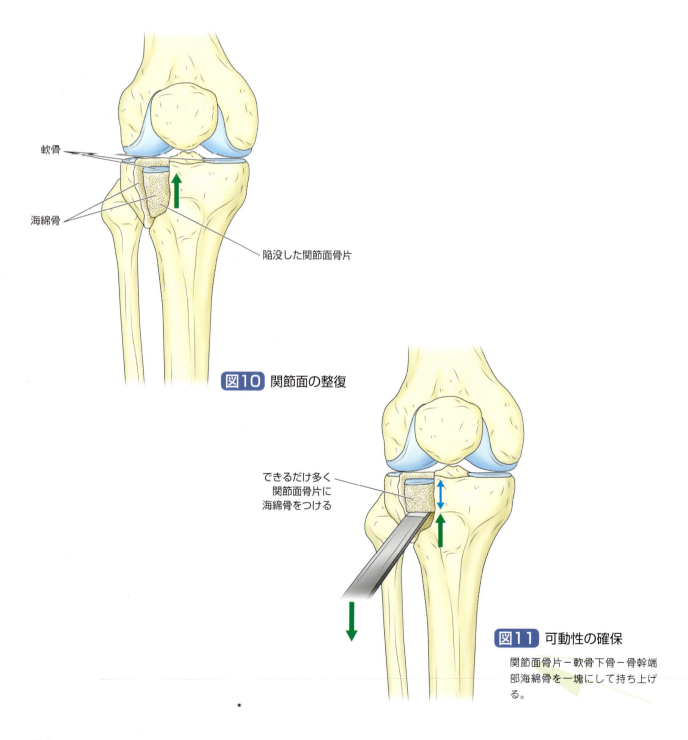

図10 関節面の整復

図11 可動性の確保
関節面骨片−軟骨下骨−骨幹端部海綿骨を一塊にして持ち上げる．

4 骨移植

"関節面骨片を含む一塊"を持ち上げることにより生じた骨幹端部の海綿骨間隙部分に骨移植を行う 図12 。この移植骨は関節面骨片の下支えとなる役割を果たす。使用するものは，自家骨，他家骨，人工骨のいずれかである。

> **NEXUS view**
>
> 人工骨では，ハイドロキシアパタイト（HA），β—三リン酸カルシウム（β-TCP）などが用いられるが，支持力としてはHAが，骨への置換のよさではβ-TCPが有利である[3]。

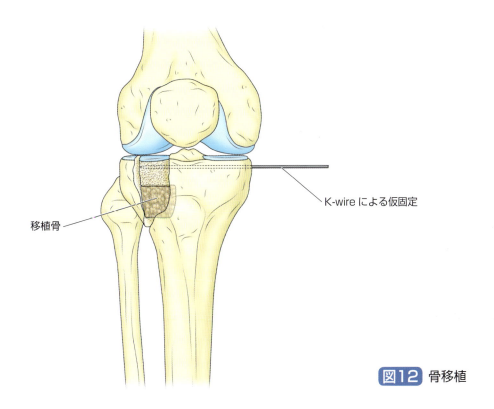

図12 骨移植

5 内固定

　関節面整復のために観音開きとした外顆骨片を整復する。このとき，骨片間圧迫がかかるように骨把持鉗子を用いる。特にPeriarticular鉗子を用いると，皮膚などの軟部組織を損傷せずに済み有用である 図13 。Periarticular鉗子がない場合，大きいサイズの骨把持で代用することも可能だが，その場合鉗子で皮膚も絞扼してしまう可能性があるため注意する。外顆骨片は中空スクリューなどによりラグスクリュー固定をしてもよい。

　続いて，プレートによる内固定を行う。この場合，使用する内固定材の固定概念は，外顆骨片に対してのバットレス固定，主骨折線（主骨片同士）に対しての圧迫固定，粉砕関節面骨片に対してのラフト固定である。ラフト固定とは，整復した陥没関節面骨片直下の軟骨下骨領域に，複数本の螺子を水平方向に挿入することで下支えする方法である。螺子をいかだ（raft）になぞらえてラフト固定と呼ばれている。近年は脛骨近位外側用のアナトミカルプレートが複数発売されており，いずれを使用するかは術前計画で決定しておく。

> **NEXUS view**
>
> 　バットレス固定を重視するのであればL型，T型バットレスプレート，LCP-PLT（Proximal Lateral Tibia）などを選択し，関節面に対してのラフト固定を重視するのであればLCP-PTP（Proximal Tibia Plate）などを選択する。また，プレートと骨形状の適合性がよいかどうかも術前に勘案する。
> 　術中にプレート設置位置を直視，透視化に決定し，骨把持鉗子やK-wireによりプレートの仮固定を行う 図14 。

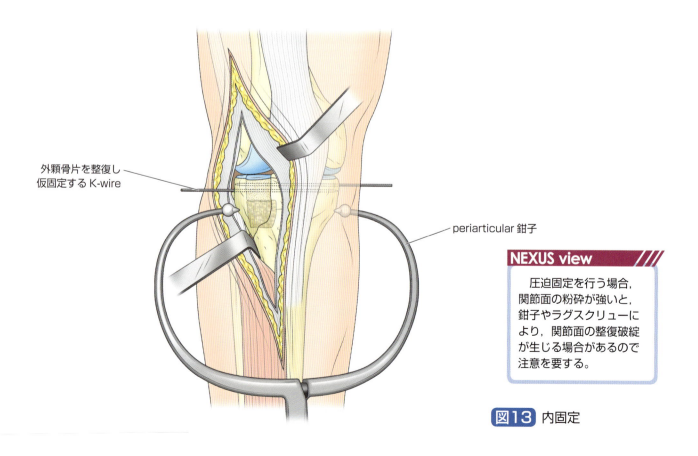

外顆骨片を整復し仮固定するK-wire

periarticular鉗子

> **NEXUS view**
>
> 　圧迫固定を行う場合，関節面の粉砕が強いと，鉗子やラグスクリューにより，関節面の整復破綻が生じる場合があるので注意を要する。

図13　内固定

外顆骨片に対してバットレス固定は，骨折線のすぐ遠位に位置するプレートスクリューホールから，conventionalスクリューを挿入し，プレートを骨に圧着させるように行う 図14 。関節面に対してのラフト固定は，角度安定性のあるスクリュー（ロッキングスクリュー）を関節面直下に挿入する 図15 。

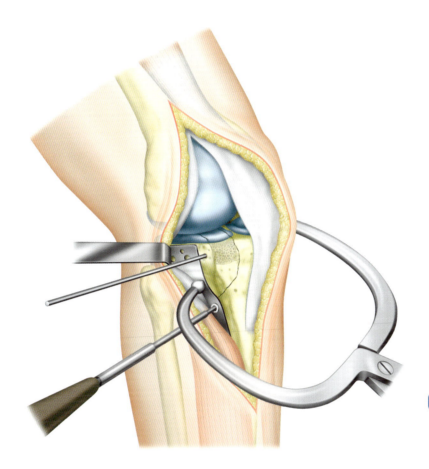

NEXUS view

ラフトスクリューは整復した陥没関節面直下の軟骨下骨領域を捉えることが重要である。術前CTなどでロッキングスクリューが関節面を下支えできる方向かどうかを確認しておくことが重要である。

ラフトスクリューと軟骨下骨が近づくほど，関節骨片の支持がよくなるが，骨とプレートの適合性を踏まえて注意深くプレートの設置位置を決める。

図14 プレート固定

骨把持鉗子やK-wireによりプレートの仮固定を行う。

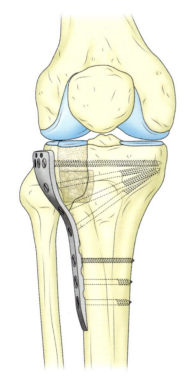

NEXUS view

スクリュー挿入の順番は，conventionalスクリュー，ロッキングスクリューの順に行う。

図15 スクリュー挿入

ラフト固定のためのロッキングスクリューを，バットレス固定のためconcventional スクリューを挿入する。

6 整復・固定性評価

直視と透視，X線撮影により最終評価を行う。整復の評価，プレートの設置位置，スクリュー長などを評価する 図16，図17。

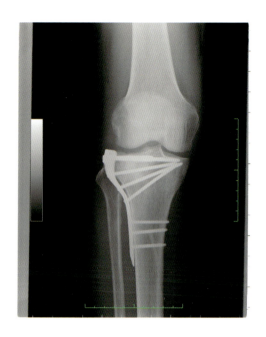

図16 術後X線像①

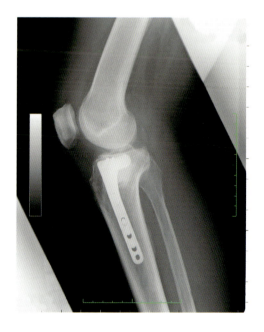

図17 術後X線像②

NEXUS view

透視を用いて関節面整復を評価する場合，外側プラトーは正常な内側プラトーよりわずかに高い位置に戻っていなければならない。術後に沈み込みやすいため，過矯正は矯正不足よりも好ましい。健側の画像を比較のために撮影しておくと有用である。

7 洗浄・閉創

切離した半月板は，脛骨側に再縫着する。腸脛靱帯，前脛骨筋筋膜，Gerdy結節部を切離した場合は再縫着する。タニケットを使用している場合は，除圧した後止血を充分に行う。

8 後療法

術後可動域訓練は翌日から許可し，荷重は6〜12週から行う。

9 難治症例への対応

AO分類41-Cは難しい関節内骨折手術のひとつである。内側および外側からのアプローチを用い，骨折線が単純な部分から整復固定していくことを基本とする。

典型的には内顆骨片が単純骨折である場合が多く，まず内顆をsmall規格のインプラントで整復固定し（41-Bにして），続いて外顆骨片及び粉砕陥没している外顆関節面をLarge規格のインプラントで整復固定する。しかしながら，41-Cの骨折型にはさまざまなバリエーションがあり，アプローチや選択する内固定材，固定順序などの術前計画を毎回しっかりと立てる必要がある。

本手術は熟達者と行うべきである。

文献
1) Marsh JL. Tibial Plateau Fractures. Rockwood and Green's Fractures in Adults seveth edition, Lippincott Williams & Wilkins. 2009,1780-1831.
2) Johnson EE et al. Surgical technique: Tscherne-Johnson extensile approach for tibial plateau fractures. Clin Orthop Relat Res. 2013 Sep; 471: 2760-7.
3) Goff T et al. Use of bone graft substitutes in the management of tibial plateau fractures. Injury 2013 Jan; 44 Suppl 1: S86-94.

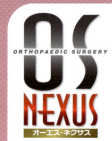

I. 骨折の手術療法
脛骨近位端・骨幹部・遠位端骨折

順天堂大学医学部附属静岡病院整形外科　最上　敦彦

Introduction

　本稿における治療対象は，「脛骨骨幹部骨折を中心に，近位端・遠位端骨折で関節面に骨折線が及ばないケース」となっている。脛骨骨幹部骨折の手術療法のgold standardは"髄内釘固定法"であるが，内固定材料や手術手技の改良と進歩により，脛骨近位端ならびに遠位端骨折にまで適応が拡大してきている。よってここでは，この新世代の髄内釘固定法を用いた手術療法について詳述する。

術前情報

●適応と禁忌

　髄内釘，特に横止め髄内釘（インターロッキングネイル）固定の適応の絶対条件は，「近位・遠位両方の骨片に2本以上の横止めスクリュー固定が可能なこと」である。通常の骨幹部骨折の場合はこれで問題はないが，不安定性の高い近位・遠位端骨折においては極力多方向から多数の横止めスクリュー固定が必要になる。よって，スクリュー孔が極力ネイル端に配置され，できればスクリューの制動機構が備わる髄内釘を選択することが求められる 表1 。

　禁忌は，「極端に髄腔が狭小化している」，「髄内釘の挿入路に既設置のインプラントがある（ただし，抜釘が可能な状況の場合を除く）」，「髄内・関節内への感染波及が危惧される重度汚染開放骨折」，などである。

●麻酔

　特に制限はない。

●体位ならびにX線透視（イメージ）装置などのセッティング

　X線透過性手術台に仰臥位とし，大腿近位部に駆血帯を巻く。下肢は股関節から足関節まで自由に動かせるようにしておく。

　通常の"膝蓋骨下アプローチ（Infra-patellar approach）" 図1 では，滅菌四角布などを丸めて作製した「枕」を膝関節の下に置く。脛骨遠位部のX線イメージ側面像において，健側との干渉を防ぐ意味で若干足底が浮くくらいの高さが好ましい。概ね膝関節屈曲120°まで可能なことを確認する。イメージ装置のCアームは健側から入れ，モニターは足元側に置く。術者の立ち位置は原則患側であるが，術者が右利きで患側も右の場合は，健側に立つほうがリーミングやネイル挿入などの操作がやりやすくなる。イメージ画像の方向は，術者から見た患肢の向きに合わせておく。イメージ側面像の確認は，患肢を捻って行うと整復の転位をきたすため，Cアームの方を回転操作して行う。

　後述する"膝蓋骨上アプローチ（Supra-patellar approach）" 図2 では，膝関節は軽度屈曲位として膝関節下と足関節下に低めの「枕」を置き，健側より高い位置をキープしておけばよい。イメージ装置のセッティング・操作，術者の立ち位置などは同様である。膝屈曲位の状態では，近位骨片が前方凸変形をきたしやすい「近位端骨折」や至適位置にネイル先端を導くことが困難な「遠位端骨折」において，極めて有用である。

手術進行

1. アプローチ・ネイル刺入孔作製
   - 膝蓋下アプローチ（Infra-patellar approach）
   - 膝蓋上アプローチ（Supra-patellar approach）
2. 仮整復ならびにガイドロッド挿入
3. 髄腔リーミングならびにネイル径の決定
4. ネイル長の決定
5. 整復ならびに髄内釘挿入
6. 横止めスクリュー挿入
7. エンドキャップ挿入ならびに閉創

❶主たる骨折部位はどこ（近位端，骨幹部，遠位端）か？
❷使用する髄内釘の機種選択は？
❸アプローチは膝蓋骨上？　あるいは膝蓋骨下？

表1 脛骨用髄内釘の各社比較表

製造メーカー	BIOMET	ZIMMER	Natural	Smith&Nephew	Stryker		DePuy SYNTHES
商品名（略称）	Phoenix	VERSA	Natural	META	T2	T2 Distal	Expert
近位横止めスクリューの位置と特徴（丸数字：近位からの順番）							
①	18.5 (OBL)	18 (OBL)	14.5 (OBL)	10-17 (OBL)	17 (OBL)		14 (OBL)
②	24.5 (OBL)	30 (OBL)	22.5 (OBL)	23 (OBL)	24 (OBL)		20 (OBL)
③	29-39 (ML)	41-48 (ML)	28-44 (ML)	30 (OBL)	34-41 (ML)	48 (ML)	32 (AP)
④	49 (ML)		51.5 (ML)	40 (OBL)			36-43 (ML)
⑤							57 (ML)
遠位横止めスクリューの位置と特徴（丸数字：遠位からの順番）							
④							37 (ML)
③	15.6 (ML)	26 (ML)	27.5 (ML)	25 (ML)	25 (ML)		22 (AP)
②	10 (AP)	16 (AP)	17.5 (AP)	15 (AP)	15 (AP)	13 (AP)	13 (ML)
①	4.5 (ML)	6 (ML)	7.5 (ML)	5 (ML)	5 (ML)		5 (OBL)

（数字：ネイル端からの距離；単位mm）
（赤字：スクリュー孔の"ネジ切り"加工あり）
（青字："ネジ切り"以外のスクリュー制動効果あり）
（ML：内外側方向，AP：前後方向，OBL：斜め方向）

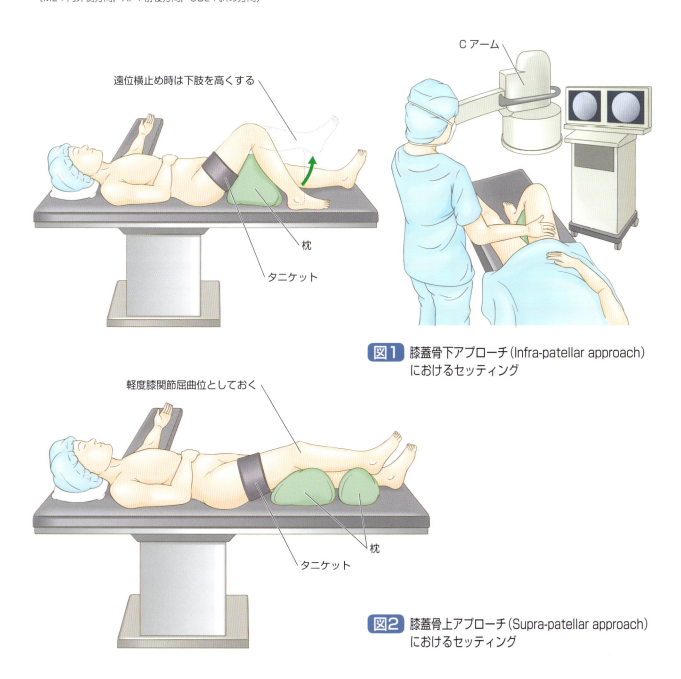

図1 膝蓋骨下アプローチ（Infra-patellar approach）におけるセッティング

図2 膝蓋骨上アプローチ（Supra-patellar approach）におけるセッティング

39

1 アプローチ・ネイル刺入孔作製

膝蓋骨下アプローチ（Infra-patellar approach）

　皮切は膝蓋靱帯中央やや内側部分での縦切開とする。皮切の遠位部分は脛骨粗面やや近位まででよいが，近位部分はその後のリーミングや髄内釘挿入などの術中操作で傷めやすいので膝蓋骨下端まで十分に進めておく 図3 。

　皮切直下の膝蓋靱帯を同様に縦切開する"経膝蓋靱帯アプローチ"（あるいは膝蓋靱帯を内・外側に避け保護してから入る"傍膝蓋靱帯アプローチ"）で深部に侵入する 図4 。ネイル刺入孔の作製は，膝関節外で至適位置にガイドワイヤーを先行刺入してから「中空リーマー」で開孔する。近位骨片に挿入可能な横止めスクリューの本数を稼いで固定性を向上させる必要がある"近位端骨折"においては，厳密な至適ネイル刺入孔作製が求められる。一方，単純な "骨幹部から遠位端骨折" の場合は，脛骨粗面やや近位から弯曲した「オウル」による開孔が容認される。最初は骨皮質に角度を付けて当て，左右に捻りながら押し込む。オウル先端を骨軸に合うように徐々に倒していき，脛骨前面と平行になり充分埋まるまで進める。膝屈曲位での刺入では，オウル刺入方向が後方に向かいやすいため，脛骨前方に先端が向かうように意識する。

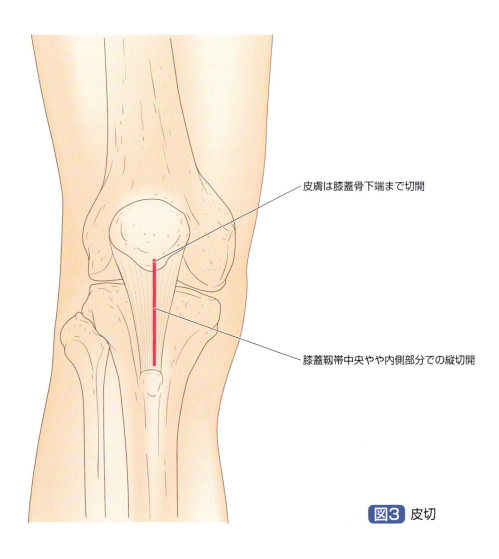

皮膚は膝蓋骨下端まで切開

膝蓋靱帯中央やや内側部分での縦切開

図3 皮切

脛骨近位端・骨幹部・遠位端骨折

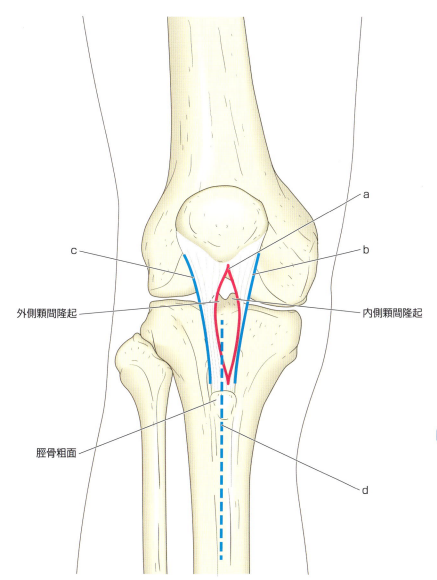

図4 深部展開

a：**経膝蓋腱アプローチ**。膝蓋靱帯のやや内側を縦切開する。
b, c：**傍膝蓋腱アプローチ**。膝蓋靱帯を内側（b）あるいは外側（c）から避けて展開する。
d：脛骨近位骨髄腔中心軸。脛骨粗面のやや内側を通過し，外側顆間隆起の内側に至る。

NEXUS view

至適ネイル刺入孔作製のポイント

　至適ネイル刺入点は，X線イメージ正面像で「脛骨近位骨髄腔中心軸」，側面像で「脛骨近位端前縁角」である。「脛骨近位骨髄腔中心軸」は，膝蓋靱帯の付着する脛骨粗面よりも内側を通過し，外側顆間隆起内側に至る 図4 。ただし，その位置関係は下腿の回旋により大きく異なるため，腓骨近位端と脛骨外側縁の重なりを目安に正しい正面像を得ることが重要である 図5 。大腿骨内・外顆が重なっていること（いわゆる"Condylar shape sign"）が，脛骨近位での正しいX線イメージ側面像の条件となる。そのうえで「脛骨近位端前縁角」に適切にガイドワイヤーを刺入するには，膝蓋骨との干渉を避けるために膝関節を十分屈曲させて行うことが肝心である 図6 。

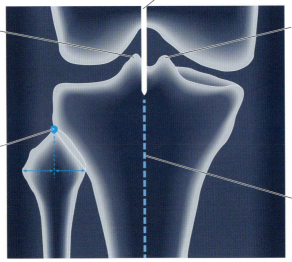

- 至適位置に刺入されたガイドワイヤー
- 外側顆間隆起：やや内側がガイドワイヤーの至適刺入点の目安になる
- 内側顆間隆起
- 脛骨外側縁が，腓骨近位端を二等分する位置で重なっていることが，正しい正面像の目安になる
- 脛骨近位骨髄腔中心軸

正面像

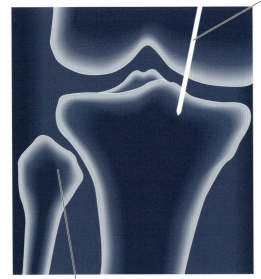
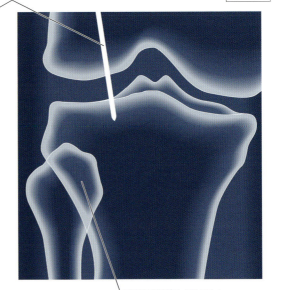

至適位置に刺入されたガイドワイヤー（下腿が回旋していると判断を誤る）

内旋位像　下腿が内旋していると，腓骨近位端は脛骨と重ならない

外旋位像　下腿が外旋していると，腓骨近位端は脛骨と大きく重なる

図5 至適ネイル刺入孔作製のポイント①

脛骨近位端・骨幹部・遠位端骨折

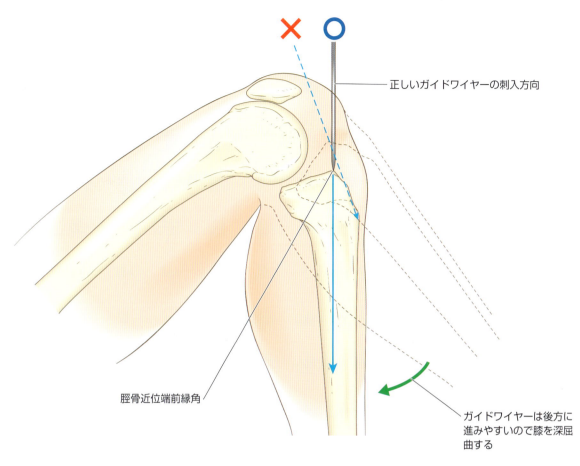

正しいガイドワイヤーの刺入方向

脛骨近位端前縁角

ガイドワイヤーは後方に進みやすいので膝を深屈曲する

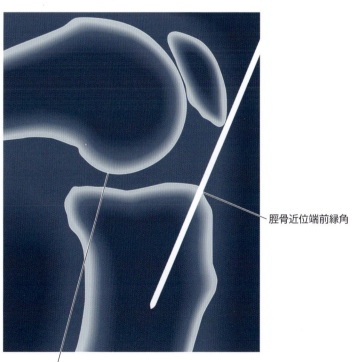

脛骨近位端前縁角

側面像で大腿骨内・外顆が重なっていることが，脛骨の正しい側面像の目安になる（いわゆる"Condylar shape sign"）

図6 至適ネイル刺入孔作製のポイント②

43

膝蓋骨上アプローチ（Supra-patellar approach）

皮切は膝蓋骨上縁中央近位約1cmより近位へ約3cmの縦切開とする。深部もそのまま鋭的に大腿四頭筋・関節包までを切開する 図7 。膝蓋大腿（PF）関節に手指を挿入し内圧の程度を確認後，専用の長尺の保護スリーブをpatella grooveに沿って愛護的に挿入する 図8 。保護スリーブがPF関節に挟まり込むように奥まで挿入されれば，その先端はおのずと膝蓋骨下アプローチの項で示された至適ネイル刺入点近傍に到達する。X線イメージ2方向画像で確認，微調整を行う。

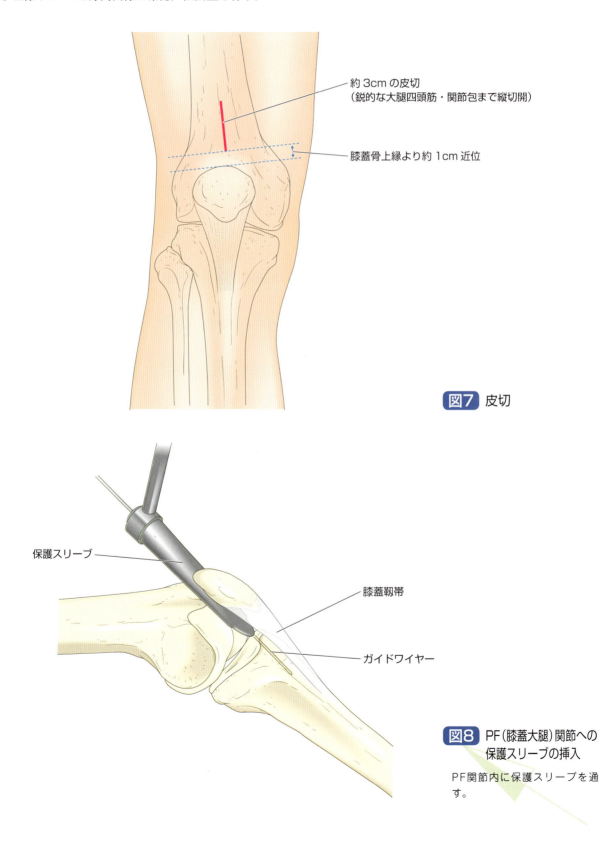

図7 皮切
- 約3cmの皮切（鋭的な大腿四頭筋・関節包まで縦切開）
- 膝蓋骨上縁より約1cm近位

図8 PF（膝蓋大腿）関節への保護スリーブの挿入
PF関節内に保護スリーブを通す。
- 保護スリーブ
- 膝蓋靱帯
- ガイドワイヤー

脛骨近位端・骨幹部・遠位端骨折

NEXUS view

保護スリーブ挿入困難例における対応
　PF関節面に張り出した滑膜ヒダが原因であることが多い。スリーブ先端とぶつかって，あたかも「トランポリン」のように伸びて押し戻そうとするためである。筋鉤で膝蓋骨両端を持ち上げ創内を観察し，中央に張り出す滑膜ヒダを縦切することで，ほとんどが挿入可能になる 図9，図10。

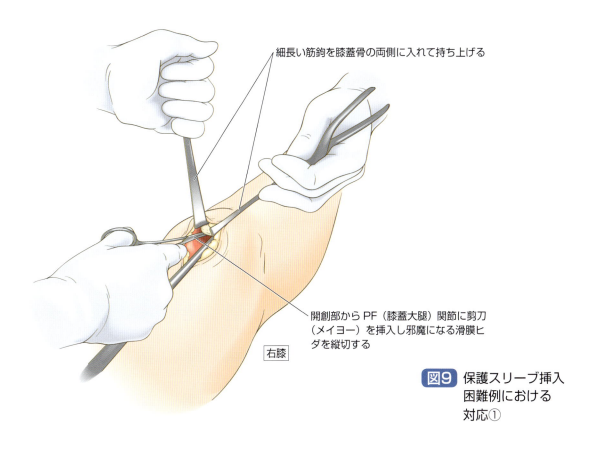

図9　保護スリーブ挿入困難例における対応①

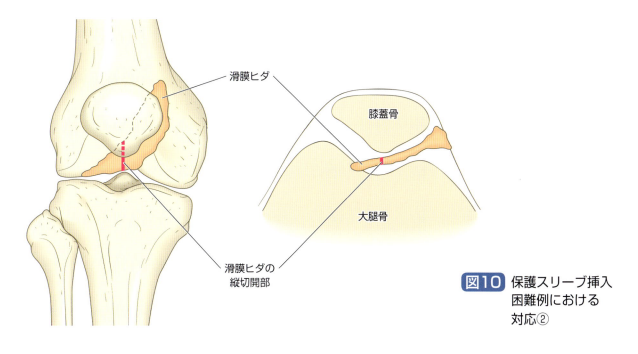

図10　保護スリーブ挿入困難例における対応②

45

2 仮整復ならびにガイドロッド挿入

　この時点での骨折部は，ガイドロッド挿入に支障となる骨折部の短縮転位（オーバーラップ）が解除された仮整復状態であればよい．ガイドロッドは先端をJ字状（先端から2cmくらいまでをやや強め，10cmくらいまでを弱め）に曲げておく．開孔部より髄腔に挿入するときには，この曲がった先端を前方に向けて挿入する．

　骨折部においてはガイドロッドを回旋することで，転位した遠位骨片の髄腔に先端を探り入れる 図11a 。骨折部の転位が大きく徒手整復に難渋する場合は，手術器械セットに付属する先端が曲がって斜めにカットされた「リダクションロッド」を髄内に挿入し，近位側の骨片をjoy-stickの要領でコントロールし，先端を遠位骨片の髄腔に導くようにする 図11b 。ガイドロッドの先端は，遠位骨片の中央かつ遠位骨端線（epiphyseal scar）を越えるまで十分深く打ち込む 図12 。

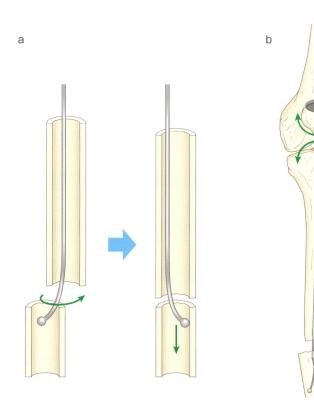

図11 ガイドロッドの挿入

a：先端を曲げたガイドロッドでの挿入
先端をJ字状に曲げたガイドロッドで遠位骨片の髄腔を探り，回旋させて整復しながら挿入する．
b：リダクションロッドを用いたガイドロッド挿入
近位側の骨片に挿入したリダクションロッドをjoy-stickの要領でコントロールし（矢印），先端を遠位骨片の髄腔に導く．

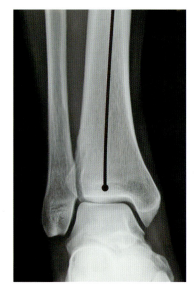 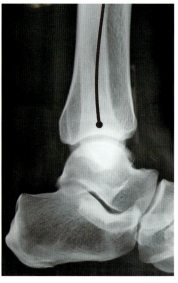

図12 ガイドロッドの至適先端位置

正側2方向イメージ画像で，先端を脛骨遠位関節面中央の骨端線（epiphyseal scar）を越えるところに打ち込む．

3 髄腔リーミングならびにネイル径の決定

軟部組織のダメージ防止目的として、「保護板」や「保護スリーブ」越しにリーミングを行う。リーマーは髄外（軟部組織内）では回転させず、リーマーの穂先が髄内に入ってから回転させる。骨折部に差し掛かったら、何らかの方法（多くは徒手的に行うが、エスマルヒや弾性包帯などを巻いておくことも有効）で転位を矯正しておく 図13 。たとえガイドロッドが入っていても、転位が残存した状態で無理にリーミングを行うと骨折部の骨皮質を偏心性に削ってしまうことがあるため、骨折部では回転速度を落として、軽度軸圧を懸けて末梢骨片に挿入する。0.5mmずつリーミング径を太くしていく。

髄腔峡部（isthmus）においてリーマーが髄内皮質骨と接触するまで削れると、音（"カラカラ"といったやや高音）と手応え（抵抗増大）に変化が生じる。この時点のリーミング径の1mmアンダーサイズが至適ネイル径となる。ただし、至適ネイル径が使用予定の髄内釘の設定にない場合は、ワンサイズダウンのネイルを選択するか、ワンサイズアップのネイルが入るようにオーバーリーミングを行う。青壮年者では遠位骨片末端までリーミングを施行するが、骨質のもろい老年者では必要ない。

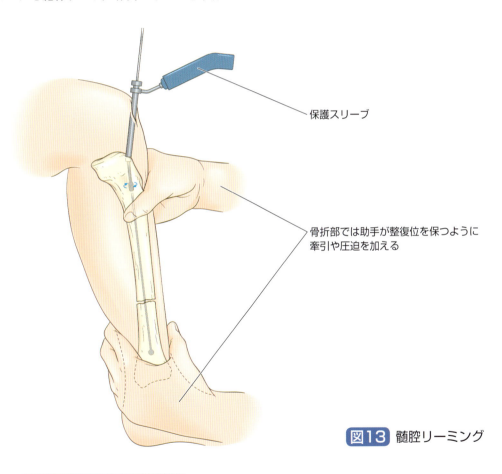

保護スリーブ

骨折部では助手が整復位を保つように牽引や圧迫を加える

図13 髄腔リーミング

NEXUS view

リーミングを円滑に行うためのコツ
- 髄腔が狭いところまで押し込んでからリーマーを回し始めると即座にスタックするため、髄腔の広いところで高速回転させてから遠位にゆっくり進めていく。音や手応えに変化が生じたら即座に引き戻し、また進めるといった操作を繰り返す。いわば、ボクシングの"hit & away"である。
- リーミングの目的は至適髄内径の「計測」であって、髄内皮質骨の「拡大」ではない。リーマーはあくまで"ルーラー（ruler）"と心得るべきである。

4 ネイル長の決定

　通常は，専用のルーラーをガイドロッドに通し，髄外に出ている部分の長さを計測することでネイルの長さを決定する。あるいは，もう1本のガイドロッド先端をネイル刺入孔におき，両者の末端部の差を計測することでも決定可能である。いずれにせよ，ガイドロッド先端の位置をネイル先端の設置予定位置に合わせた上で，ルーラー（あるいはもう1本のガイドロッド）先端をネイル刺入孔に合わせることが肝心である 図14 。「イメージ正面像」では刺入孔の位置は分かりにくいため，確認には「イメージ側面像」が有用である 図15 。

　十分な固定性を得るためには，できるだけ長いネイル長を選択することが望ましい。ただし，最も避けなくてはならないのは，長過ぎるネイル長選択に伴うネイル刺入孔からのネイル近位端の「突出」である。よって，多少短いネイル長を選択することは許容される。

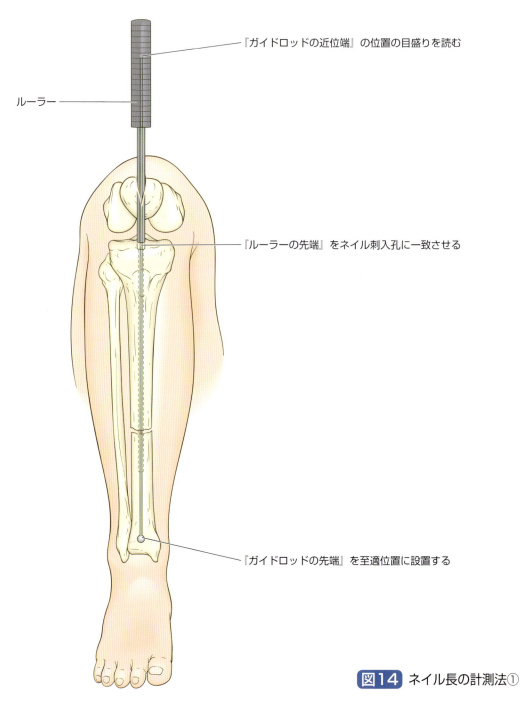

『ガイドロッドの近位端』の位置の目盛りを読む

ルーラー

『ルーラーの先端』をネイル刺入孔に一致させる

『ガイドロッドの先端』を至適位置に設置する

図14　ネイル長の計測法①

脛骨近位端・骨幹部・遠位端骨折

正面像ではルーラーの先端の挿入深度が見極めにくい

側面像ではルーラーの先端の挿入深度が見極めやすい

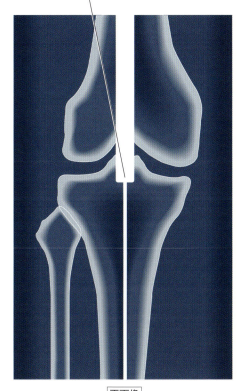
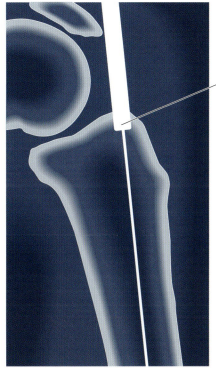

正面像　　　側面像

図15 ネイル長の計測法②

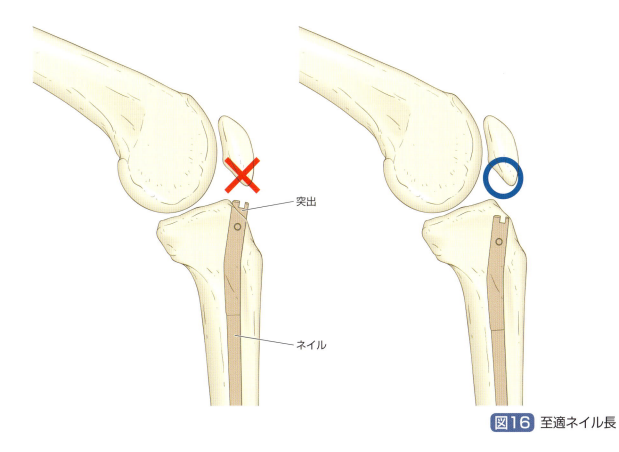

突出

ネイル

図16 至適ネイル長

49

5 整復ならびに髄内釘挿入

骨幹部骨折

　通常の骨幹部骨折ではネイルの挿入とともに至適整復位に整復されるため，ネイル挿入前の厳密な解剖学的整復は必ずしも必要ではない。ガイドワイヤー越しに可能な限り用手的に挿入し，きつくなったらハンマーによる打ち込みに変更する。骨折部通過時は，ネイルの先端での骨折部破壊を防ぐ意味で助手が整復位を保持する。その際，骨折部の前脛骨稜，内側（脛骨前内側面）が平坦であることを「触診」することが最も有用・簡便な整復位確認方法である 図17 。

　ネイルが骨折部を通過後は遠位骨片の回旋に注意する。至適位置までネイルが到達する前に骨折部に間隙を認める場合は，助手が患肢の踵を手のひらで叩き上げて間隙を詰めておく。最終的にネイル刺入孔からのネイル突出がないように，ネイルホールディングスリーブのマーカーを指標に慎重に挿入深度を調整する。

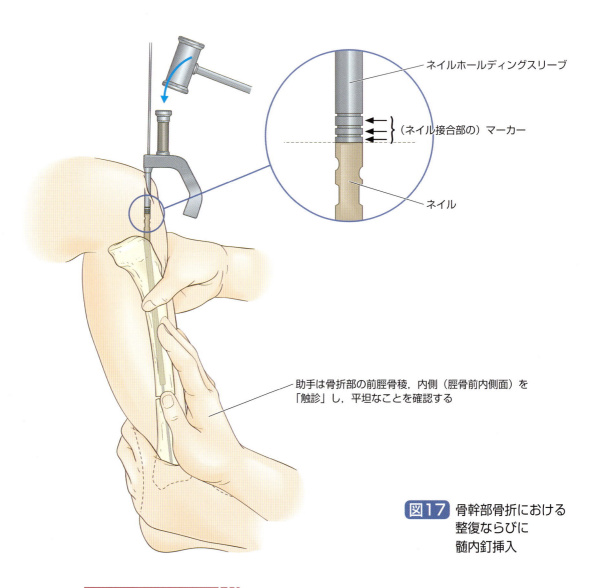

図17 骨幹部骨折における整復ならびに髄内釘挿入

NEXUS view

ネイル挿入困難時における対応
　明らかに抵抗が強すぎるときは，いったんネイルを抜去し再度0.5～1.0mmオーバーリーミングを施してから再挿入を試みる。

遠位端骨折

髄腔拡大部での骨折となるため，ネイルが挿入されただけでは至適整復位を得ることはできない。長斜骨折であれば経皮的な「鉗子整復」図18aも有効であるが，短斜骨折や横骨折であれば「ブロッカーピン」が有効である図18b。ネイル先端を極力遠位寄りに設置して，遠位骨片へ挿入可能な横止めスクリューの本数を稼げるようにしておくことが重要である。

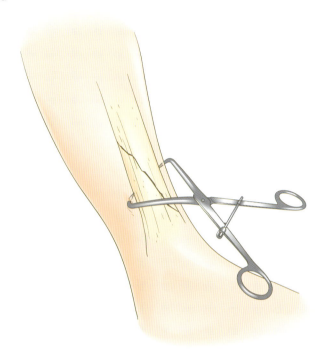

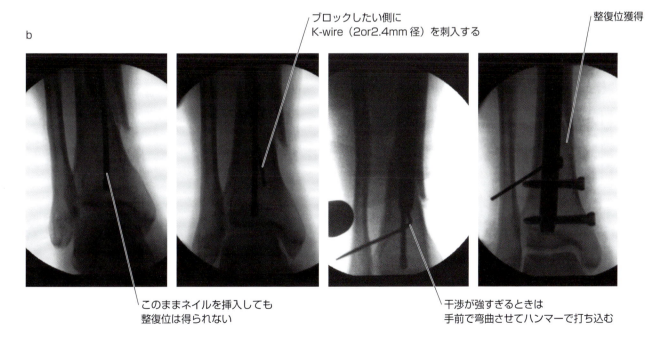

図18　遠位端骨折における整復補助
a：鉗子整復
b：ブロッカーピンテクニック

近位端骨折

　Infra-patellar approachで近位端骨折に対する髄内釘固定を行おうとすると，膝関節伸展位で整復が得られても，膝関節深屈曲位をとると容易に転位してしまう 図19 。よって，「ブロッカーピン」 図20a や「創外固定」 図20b や「プレート固定」 図20c 併用など，ネイル挿入時には整復位維持のための対応策を講じなければならない。

　一方，Supra-patellar approachの適応が許されるならば，膝関節は軽度屈曲位のままなので整復は容易であり，骨鉗子やKirschner鋼線（K-wire）での仮固定のみで十分である。

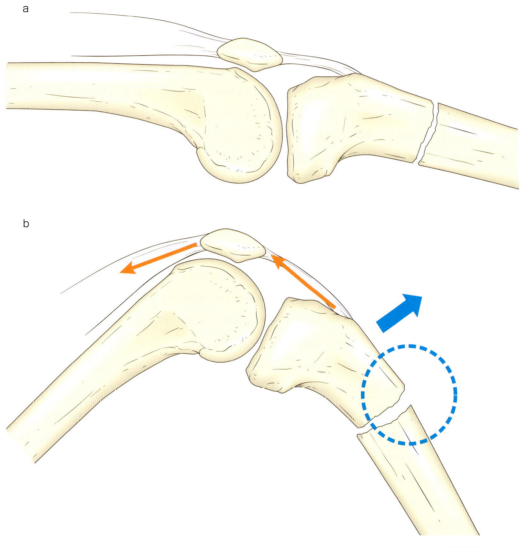

図19 近位端骨折における転位様式

a：膝伸展位であれば整復位の獲得・保持は容易である。
b：膝屈曲力が掛かると（橙矢印），前方凸変形（青矢印）をきたしやすい。

脛骨近位端・骨幹部・遠位端骨折

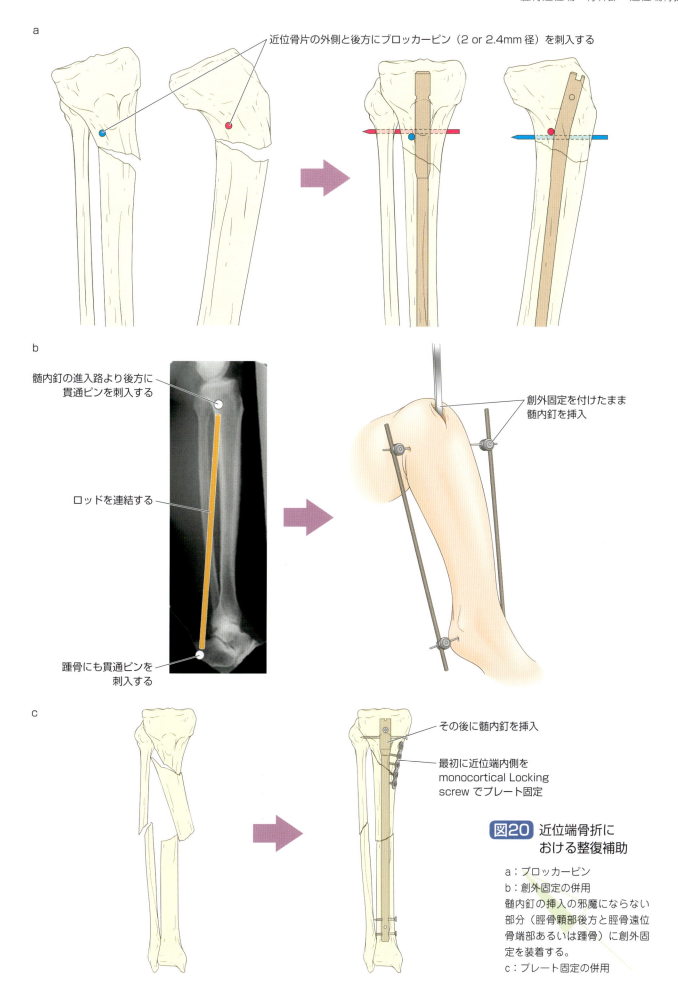

図20 近位端骨折における整復補助

a：ブロッカーピン
b：創外固定の併用
髄内釘の挿入の邪魔にならない部分（脛骨顆部後方と脛骨遠位骨端部あるいは踵骨）に創外固定を装着する。
c：プレート固定の併用

6 横止めスクリュー挿入

横止めスクリュー固定を行う前には，下腿の回旋変形がないことを確認することが重要である．膝蓋骨を天井に向けたときに第2足趾先端が天井を向く状態が，正しい"回旋コントロール"の目安となる 図21 ．

横止めスクリュー挿入は，通常近位横止めスクリューを優先する．ターゲットデバイス越しにダイナミックホール（楕円ホールの近位側）に横止めスクリュー1本を挿入する．次いで，遠位骨片の回旋をコントロールした上で，透視下にフリーハンドテクニックで遠位横止めスクリューをML方向に2本挿入する．ここで，骨折部の間隙が残存する場合は，"back strike technique"で間隙を埋めるようにする 図22 ．コンプレッションスクリューや釘内に組み込まれた軸圧負荷装置による"骨折部圧迫機構"のある髄内釘を使用している場合はこれを用いる．

通常の骨幹部骨折では，これに近位横止めスクリューを1～2本追加するのみでよい．ただし遠位・近位端骨折の場合は，それぞれの骨幹端骨片に可能な限り多方向（MLのみならずAPや斜め方向）から多数（できれば3本以上）のスクリューを挿入することが，生体力学的安定性を得るうえで重要となる．

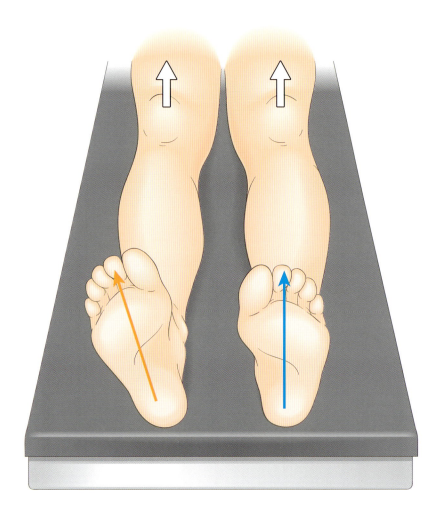

図21 下腿の回旋変形のチェック法

膝蓋骨を天井に向けた姿勢とする（白矢印）．この状態で第2足趾先端が外側を示していれば，遠位骨片は外旋している（患側：橙矢印）．第2足趾先端が天井を向く状態が正しい「回旋コントロール」の目安である（健側：青線）．あらかじめ健側の回旋状態をチェックしておく．

脛骨近位端・骨幹部・遠位端骨折

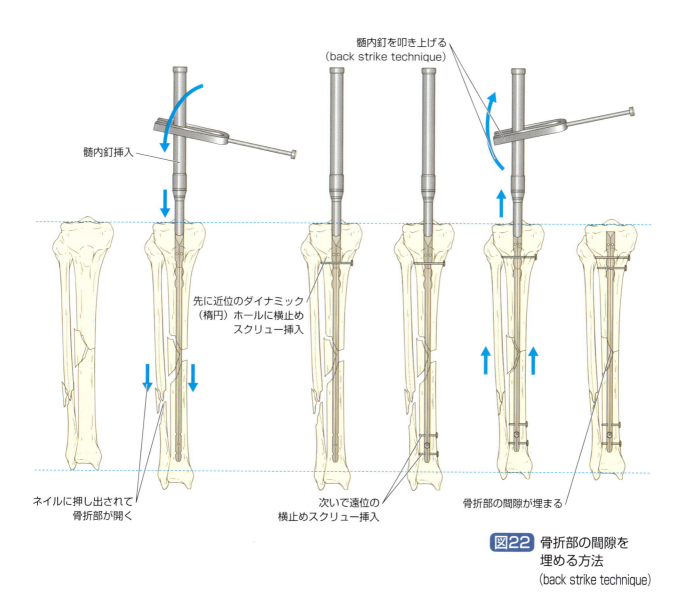

図22 骨折部の間隙を埋める方法（back strike technique）

> **NEXUS view**
>
> フリーハンドテクニックで行う遠位横止めスクリュー刺入のコツを示す 図23 。

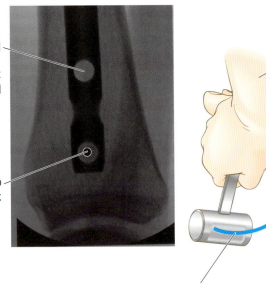

まずはX線イメージ側面像で遠位横止めスクリューを"正円"になるようにCアームを調整する

"正円"の中心でピンの先端が"点"になるようにコントロールする

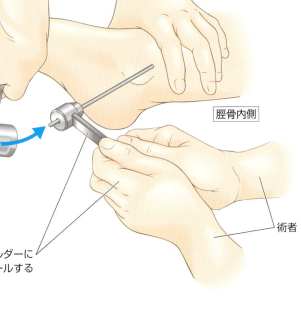

助手

脛骨内側

術者

助手にハンマーで叩いてもらう方がずれにくい

術者は付属のピンやK-wireをX線透過性のホルダーに取り付け両手でコントロールする

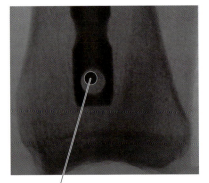

手前側の皮質骨を若干オフセンターにドリリングしてしまった場合

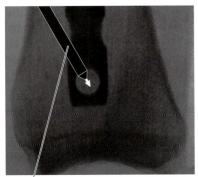

広いスペースがある方向にドリル先端が向かうように，わずかに傾けてドリリングする

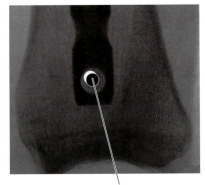

ドリルがネイルのスクリュー孔を通過したら，傾きを戻して対側の皮質骨を貫通する→スクリュー孔の中央にドリル孔が形成される

図23 フリーハンドテクニックで行う遠位横止めスクリュー刺入

7 エンドキャップ挿入ならびに閉創

ネイルに接続する器械を外し，ネイルの挿入深度をチェックし，不足分はエンドキャップで補正する。髄内釘刺入部を十分に（特にSupra-patellar approachを用いて膝関節内からネイルを挿入した場合は入念に）洗浄し，ドレーンを入れ，膝蓋腱（Supra-pattelar approachの場合は大腿四頭筋腱）を修復して閉創する。

文献
1) Boulton C, O'toole RV. Tibia and Fibula Shaft Fracture. Rockwood and Green's Fractures in Adults 8th edition, Wolters Kluwer, 2015, 2415-73.
2) 最上敦彦. 脛骨遠位部骨折（nailing）. MB-Orthop 2013; 26: 151-63.
3) 伊勢福修司. 下腿骨幹部骨折. MB Orthop 2013; 26: 139-49.
4) 松村福広. 脛骨近位部骨折. 関節外科 2013; 32: 157-67.
5) 王寺亨弘. 脛骨骨幹部骨折に対する骨接合術（髄内釘法）. OS NOW Instruction No.3下肢の骨折・脱臼　手術のコツ&トラブルシューティング，メジカルビュー社，2007, p102-12.

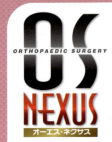

I. 骨折の手術療法
脛骨遠位部骨折

福山市民病院救命救急センター整形外科　小川　健一

Introduction

　脛骨遠位部骨折は，若年者に多い高エネルギー外傷と，高齢者に多い低エネルギー外傷に大別されるが，本稿では高エネルギー外傷に多くみられるpilon骨折についてのみ述べる。

　pilon骨折の治療は，2期的手術が基本となる。脛骨遠位部は軟部組織が薄いため，腫脹の強い時期に骨接合を行うと軟部組織の壊死・感染といったトラブルに見舞われるためである。『軟部組織の良好な温存なくして骨接合は成功し得ない』という骨接合の基本を強く認識していただきたい。また，関節内骨折の粉砕が高度になればなるほど手術の難易度は高くなる。そのため，手に負えないと思ったら，正しい初療のみ行い，その後は上級医や骨折治療の専門家に相談・転医などを考慮するべきである。

●pilon骨折とは？

　pilon骨折とは，脛骨遠位の天蓋部が距骨により頭側へ打ち上げられて破壊される関節内骨折である。よって高エネルギー外傷に多くみられる。ちなみにpilonとは，フランス語で薬剤師が使用する薬剤粉砕用の『すりこぎ』を意味しており ，人名ではない。pilon骨折の受傷機転を，距骨はすりこぎに，天蓋部はすり鉢に例えて表現したということである。

　また，受傷時の足関節の底背屈といった肢位によって骨折部位が変化する 図2 。すなわち，足関節背屈位では，脛骨遠位前方が，底屈位では後方が，中間位では全体が骨折することが多い。すなわち，AO分類43-B型骨折もpilon骨折に含まれる。

術前情報

●適応と禁忌

　pilon骨折は関節内骨折であるため，全身状態の許す限り手術適応となる。根治手術の基本はプレート固定であるが，Gustilo III B開放骨折など軟部組織損傷がある場合や軟部の状態の悪い症例では髄内釘固定やリング型創外固定となる場合がある。なお，転位がわずかでstep-offのない骨折は保存療法も選択枝の1つとなる。

●2期的手術

　軟部組織温存のためほぼ必須の戦略である。たとえ肉眼的に軟部組織損傷がない場合でも，受傷機転から外力の強さを考慮してこれを行うべきである。

●治療成績に影響する因子

　損傷の程度（骨折型と軟部組織損傷の程度），手術（術者の技量と手術計画の妥当性），患者（糖尿病などの合併症，喫煙の有無，コンプライアンスなど）により治療成績が大きく変わってくる。これらを十分に考慮する必要がある。なお，pilon骨折の治療は，骨折治療の中でも難易度の高い，いわば上級編である。繰り返しになるが患者のためにも少しでも手に負えないと感じたら直ちに上級医や骨折治療の専門家に相談・転送するべきである。

手術進行

0	患者が搬入されたら
1	緊急手術(Spanning External Fixation)
2	CT撮影
3	根治手術の手術計画：基本的な考え方
4	さまざまなアプローチ
5	使用するインプラント
6	整復のコツ
7	閉創
8	後療法

❶ 2期的手術。関節面の解剖学的整復と骨幹端部の良好なアライメントを作ることはいうに及ばず，本骨折では軟部組織の温存の成否で手術の成否が決まる。
❷ 初回緊急手術で創外固定を装着した後は必ずCTを撮影して手術計画を行う。
❸ 骨折の転位に応じて主となるプレート設置位置を決定する。

脛骨遠位部骨折

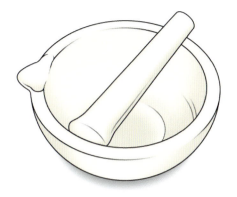

図1 pilonとは？
すりこぎを意味する。

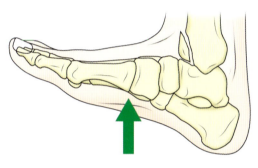

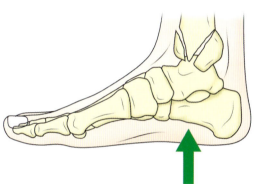

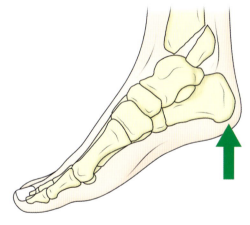

図2 受傷肢位による骨折部位の変化
a：足関節背屈位；前方骨折
b：中間位；前後の骨折
c：底屈位；後方の骨折

手術手技

⓪ 患者が搬入されたら

　救急外来にて肉眼的に変形の有無，疼痛部位を確認する．本骨折の場合，足背動脈，後脛骨動脈の触知ができるか，足部の知覚に問題ないかを確認する．X線写真は，患側と健側の両方を撮影しておく．可能であればCTも撮影する．pilon骨折が確認されたら明らかな低エネルギー外傷でない限り2期的手術の適応となる．

　さらに，初回手術は緊急で行わなければならない．いったん腫脹した患肢を後から創外固定しても腫脹が減らないためである 図3 ．

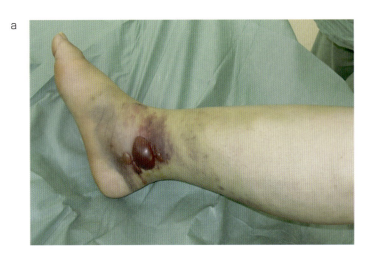

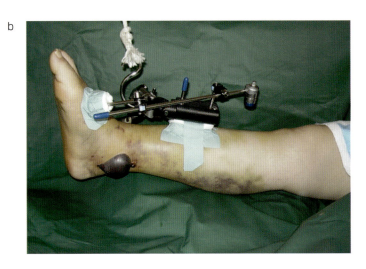

図3 創外固定・患肢挙上は緊急に行う

a：紹介来院時（受傷3日）
b：創外固定後11日（受傷14日）
腫脹が完成した後から創外固定をつけたのでは腫脹が引かない．

1 緊急手術（Spanning External Fixation）

　2期的手術の第1段階である．簡単にいうと，腓骨の整復および内固定，脛骨の創外固定，脛骨関節面の転位が軽度で経皮的に螺子固定可能であればこれを行なう．

腓骨の内固定

　腓骨の内固定は，骨折した下腿の長さの指標を作る，ということを意味している．長さのみならず，腓骨骨折部で回旋変形を作ってしまうと，後の脛骨の内固定も困難となる．よって，腓骨は解剖学的に整復・内固定されなければならない．しかしpilon骨折では，腓骨骨折部が粉砕していることがあり，その場合には長さの指標になり得ない．また，手術には術者の能力も関係してくる．さらには後の脛骨の内固定を行う際の皮切との兼ね合いも関係してくる．

> **NEXUS view**
> 緊急手術時もし腓骨に粉砕があり，解剖学的な整復をする自信がない場合や，最終内固定のおおよその皮切が決まらない，わからない場合には，腓骨の内固定を行わずに脛骨の創外固定のみ行なう，とするのが得策である．

脛骨の創外固定

　著者らの行っている脛骨の創外固定を示す 図4 ．モジュラー型創外固定器を使用し，ハーフピン2本を脛骨近位骨片に，貫通ピン1本を踵骨に刺入する．踵骨に貫通ピン2本としている施設もあるが，著者らは一時的創外固定としてであれば貫通ピン1本で必要十分であると考えている．貫通ピンを使用する理由は，脛骨遠位骨片の内外反の整復を安定して行うためである．

　踵骨にハーフピンを使用すると内・外反のアライメントをとりにくい．ピンの刺入後，クランプとバーを軽く装着した後，イメージ下に術者が貫通ピンを両手で持って牽引し，内・外反，屈曲，回旋変形を整復した後，助手がクランプのネジを締めて固定するとよい．骨折部に牽引力がかかることで骨片にLigamentotaxisが働いて整復位が改善する．

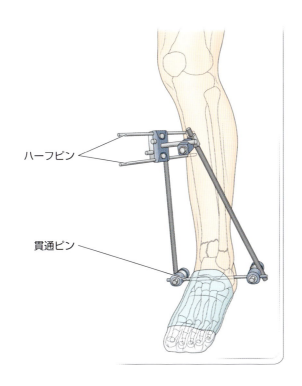

図4 創外固定（Spanning external fixator）

脛骨近位：ハーフピン2本
踵骨：貫通ピン1本
モジュラー型創外固定器を使用している．内・外反のアライメントを得るため，踵骨に挿入するピンは貫通ピンとするべきである．

経皮的螺子固定

脛骨関節面の転位が小さい場合，経皮的に螺子固定が可能であれば挿入してよい．しかしこれが可能な症例はほとんどない．

緊急手術の注意点

一番してはならないのは，AO分類C型をA型にする，という考えのもと，後の根治手術の皮切の位置を考えずに脛骨遠位骨片を観血整復してしまうことである．脛骨遠位は軟部組織の厚みがほとんどなく，むやみに皮切を入れると皮膚壊死の原因となりえる．小切開下の螺子固定は後の根治手術の皮切の障害因子とはならないが，最終手術の術式が決まらないままむやみに観血整復するべきではない．

創外固定後は，患肢の腫脹を最小限とするため，腓腹部がマットレスで圧迫されないよう，患肢挙上をしなければならない．ヒラメ筋は断面積が大きく静脈叢を含んでいるため，静脈還流が旺盛である．これが圧迫されると腫脹の原因となるからである．一般的には腓腹筋の圧迫を避けるため，ベッドに牽引用のフレームをやぐら状に組み，これにヒモをかけて創外固定ごと患肢を挙上する 図5 ．しかしベッドに牽引用のフレームを組むと，看護や処置をする際，医療関係者が頭を打ったりして危険であるし，患者本人もベッド上から動きにくくなる．

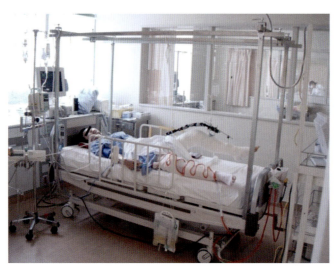

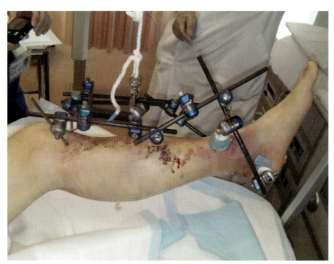

図5 創外固定装着後の患肢挙上

calf muscleの圧迫解除→血流うっ滞を予防→早期に腫脹が消退する．

これを解決するために著者らはspanningした創外固定にフレームを付け足してそれのみで患肢挙上できるようにしている。大きなやぐら組む必要がなくなるため，著者らはこれを『やぐらいらず』と呼んでいる 図6[1]。

2 CT撮影

基本的に根治手術は創外固定を装着したまま行なうこととなる。そのため，創外固定を行いLigamentotaxisを得た後は必ずCTを撮影して骨折部の状態を把握するべきである。そのうえで根治手術の手術計画を立てる。

3次元CT（3D-CT）が骨折の把握に非常に有用である。距骨以下の足部を除去し，天蓋部を下からのぞき込むような像をみることで関節面の粉砕の状態，骨片の位置関係を詳細に把握できる。

> **NEXUS view**
>
> 当科ではこの3D-CTの画像作製は，根治手術を行なう術者自らが行うようにしている。自分で足部を除去してさまざまな方向に骨折部を動かしながら画像を作製することで，立体像がつかみやすく，術者として一番みておきたい方向の画像が作製できるためである。ときには関節内骨片に色をつけてどの骨折部から骨片を整復するのが良いかなどといった術前計画の助けにすることもある。

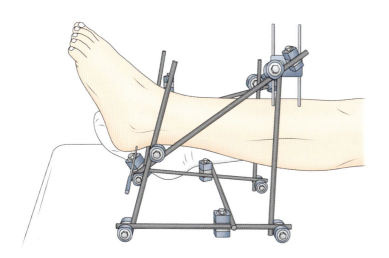
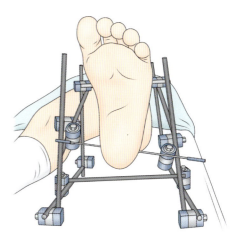
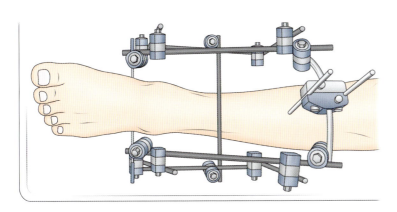

図6 やぐらいらず

3 根治手術の手術計画：基本的な考え方

　一般的にpilon骨折では，腓骨に脛骨前外側骨片（Tillaux-Chaput骨片）や脛骨後外側骨片（Volkmann骨片）が脛腓靱帯を通じてつながっている．そのため，腓骨を解剖学的に整復すれば，Tillaux-chaput骨片やVolkmann骨片の正常な高さを作ることができ，これに内側方向の骨片を合わせていけば解剖学的な脛骨の長さを再現できるのみならず，内・外反の変形も正常化する．

　本骨折においても，転位の方向により主となるプレート設置位置を決定する必要がある．常に同じ部位にプレート固定を行えばよいというわけではなく，転位を押さえ込む位置に主となるプレートを置くのが定石である．転位の方向を表すのに腓骨の骨折型で表現される．

tension failure
　脛骨遠位部が内反し，腓骨が張力により骨折するタイプである 図7 ．腓骨は単純骨折であることが多い．このタイプの骨折型では内反変形に抗するため主となるプレートは内側に置く．

compression failure
　脛骨遠位部が外反し，腓骨に圧迫力がかかるタイプである 図8 ．腓骨はしばしば粉砕する．このタイプでは主となるプレートは前外側となる．

intact fibula
　内・外反変形はなく，腓骨骨折がないものを指す．比較的低エネルギー外傷であることが多い．距骨が天蓋部に対して打ち上げて骨折したものである．そのため天蓋部の粉砕が強いことが多い 図9 ．

　内側，前外側の他に，脛骨遠位骨片の前壁や後壁がそれぞれの方向へ転位していることもあり，前方，後方プレートが必要となる場合もある．また，関節面の陥没した骨軟骨骨片を整復する必要があるが，整復位を維持するために，骨移植やロッキングスクリューによるraftingも考慮に入れる必要がある．

　著者はメインのプレートをどこに置くかをまず考え，続いてサブのプレートを置くという順で考えている．それに応じて以下のアプローチが決まってくる．

脛骨遠位部骨折

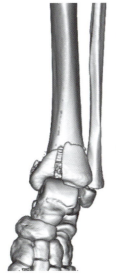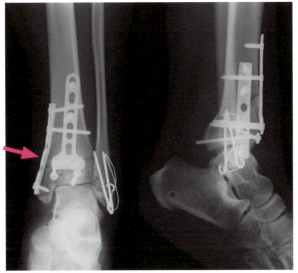

図7 tension failure

遠位骨片は内反する。腓骨骨折の多くは単純骨折となる。内反をブロックする目的で内側にプレートを置く（矢印）。

> **NEXUS view**
>
> 　下腿骨遠位部の骨折の予後はKellamやRuediら多くが指摘しているように受傷メカニズム，軟部組織の状態，関節面の損傷の程度と骨折の粉砕の程度などが関与するが，最も重要な因子は術者の技量である。特に不必要な骨や軟部組織の血流阻害は重大な合併症を招くこととなる。

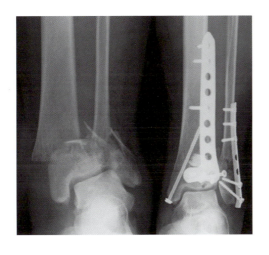

図8 compression failure

遠位骨片は外反する。腓骨は粉砕することが多い。脛骨のメインとなるプレートは前外側に置く。

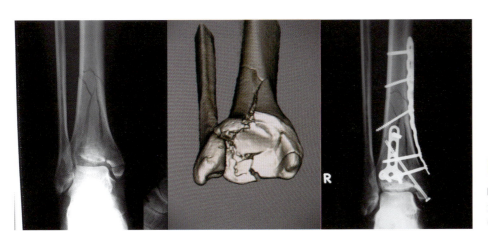

図9 intact fibulla

内・外反変形がなく，腓骨骨折がないもの。天蓋部の粉砕が強い。

4 さまざまなアプローチ 図10

先に述べたようにプレートを置く位置を考えた後，アプローチを考える。そのため，どのようなプレート固定にも対応できるようにするため，脛骨遠位部全周にわたるアプローチができるようになっておかなければならない。

なお，足関節周囲では，どの皮切でも皮膚から筋膜へ展開を進める際，極力筋膜から皮下組織を剥がさないよう気をつけなければならない。筋膜から皮膚へ向けて穿通枝が入っており，不用意に皮下組織のレイヤーで展開を横方向に進めるとこの穿通枝を損傷して皮膚が壊死に陥る可能性があるためである。

> **NEXUS view**
> 展開に慣れないうちはレイヤーを意識しすぎるあまり，皮下組織を筋膜からきれいに剥いて筋膜を切るような操作をしがちであるが，これは厳に慎むべきである。筋膜まで展開した後の骨折の操作の際に皮膚と筋膜が剥がれてしまう可能性があるので，筋膜切開後は，一時的に緩く皮膚から筋膜に糸をかけて皮下が筋膜から剥がれないようにしておくとよい。

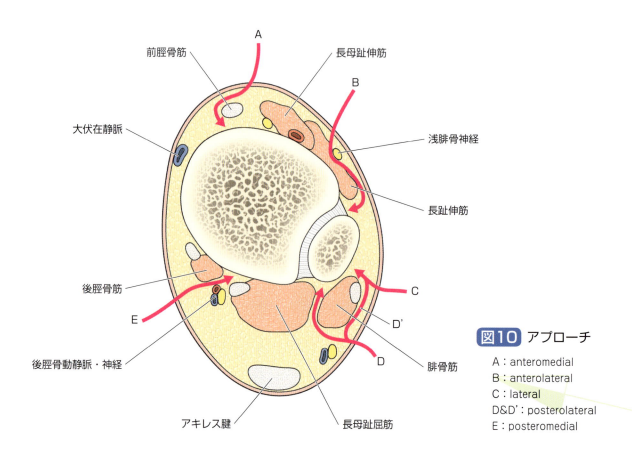

図10 アプローチ

A：anteromedial
B：anterolateral
C：lateral
D&D'：posterolateral
E：posteromedial

前内側アプローチ

　前方および内側にプレートを置く際に使用する。前方から関節面の観血整復を行うことができる。患者は仰臥位とし，前脛骨筋腱を触れ，それに沿って縦切開を加える。皮切の長さは展開の程度，すなわち，MIPO（Minimally Invasive Plate Osteosynthesis）をするか，ORIF（Open Reduction and Internal Fixation）をするかにより異なるが，ORIFする際には足関節のおよそ5〜8cm近位から舟状骨の基部へ向かうようにする。皮切は内側へカーブさせるより直線状とした方が脛骨前方へ楽にアプローチできる。

> **NEXUS view**
> 　前脛骨筋腱内側に沿って深筋膜を切開するが，ここで注意するべきは，前脛骨筋腱の腱鞘を損傷しないようにすることである。この腱鞘を損傷すると，術後，腱鞘からの滲出液が原因で哆開する場合があるからである。

　腱を左右によけた後は骨膜を注意深く温存して骨片の血流を温存するように心がける。前壁骨片の骨折線に沿って距腿関節を露出する。前壁骨片を内側または外側へ翻転して陥没した天蓋関節面へアプローチする。

前外側アプローチ

　前外側にプレートを置く際に使用する。患者は仰臥位とし，脛骨の外側縁に沿い，第4中足骨へ向かう皮切を加え，皮切の直下で深筋膜を縦切する。長母趾伸筋の外側から進入するが，この長母趾伸筋のやや外側裏側に前脛骨動静脈が，内側には深腓骨神経があるので展開時損傷しないよう注意する。

> **NEXUS view**
> 　この皮切ではTillaux-Chaput骨片が直下に露出される。この骨片の内側を縦方向に切開して距腿関節に達する。これを外側へ翻転して天蓋関節面を露出する。骨膜を温存しつつ展開するのは前内側アプローチと同様である。

後外側アプローチ

　脛骨後方の骨折を整復内固定する際に用いるが，この皮切1つで脛骨のみならず腓骨も内固定できる。
患者は腹臥位とし，腓骨の後内側に沿った皮切を置く。アキレス腱に寄り過ぎないように注意する。

> **NEXUS view**
> 　この皮切で注意すべきは腓腹神経である。これは筋膜の表層にあるので損傷しないようにして展開を進める。遠位側では腓腹神経は外側へよけるが，近位への展開をする際には内側へよけることとなる。

腓骨を展開する際には，筋膜を切開した後，外側へ展開を進めるのがよい。皮切を入れて筋膜に達さないうちに腓骨方向へ進んだり，筋膜上で腓骨へ向かうと，皮膚が壊死する可能性があるので，必ず筋膜を切開した後に腓骨方向へ進むよう心がける。

筋膜下に腓骨筋があるのでこの表層をたどって腓骨へ達する 図10 D'。腓骨の骨接合は後外側プレート，外側プレートいずれでも可能である。一方脛骨へは腓骨筋の後内側を後方へ進み，長母指屈筋との間を深層へ展開することで達することができる 図10 D。

内側アプローチ

足関節内果を含む骨片に対して内側プレート内固定する際に使用するアプローチである。多くはMIPOに使用される。足関節内果骨折にも使用するアプローチなので割愛する。

以上がpilon骨折で使用する基本的なアプローチである。しかし近年，前外側アプローチの皮切遠位を内側へ大きく曲げて脛骨前外側から内側まで展開する拡大前内側アプローチ[2]や，前外側アプローチよりもさらに外側，すなわち腓骨上で皮切を加えて下腿前方筋区画すべてを内側へ翻転して展開するアプローチ[3]，さらには修正後内側アプローチ[4]が相次いで報告されてきており，pilon骨折に対するアプローチの選択肢が増えてきている。

皮切の本数は，軟部組織温存のため，基本的には2本までとしたいところである。

皮切間の間隔は，従来では7cm以上あけるのが標準的であった。ほとんどの症例では，皮切が2本で事足りることが多いのでこのルールが守れる。しかし粉砕が強く，腓骨，脛骨後方，脛骨前方，脛骨内側の4カ所にプレートが必要となる場合では，3本となってしまうことがある。するとこの7cmルールは守りにくくなり，7cmを下回る可能性がある。

しかし近年の文献[5]によると，前外側アプローチと後外側アプローチの組み合わせで皮切間の距離が平均5.3cmとなったが，痂皮が形成された程度でガーゼ交換を行うのみで治癒したと報告されている。ちょうどこの皮切間の皮膚は，腓骨動脈系単一の穿通枝で栄養される部位であるため大きな皮膚壊死をきたさなかったと考察されている。そういったことからも，筋膜から皮弁を剥がさない，ということが重要なメッセージであると考えられる。筋膜から皮膚へ向けて穿通枝という血管が入っており，これを損傷すると皮膚は壊死を起こすのである。

5 使用するインプラント

　脛骨，腓骨用ともに各社からさまざまなアナトミカルロッキングプレートが発売されている。さらに従来からある1/3円プレートやT型プレートなどアナトミカルでないユニバーサルプレートもある 図11 。

　足関節周囲は軟部組織の非常に薄い部位であるため，できる限りlow profileなインプラントの組み合わせを選ぶべきであろう。そのためにはアナトミカルプレートにこだわらず，自身でユニバーサルプレートをベンディングして使用するという選択枝も考慮に入れるべきである。

　このようにして十分な術前計画を練ったのち，作図をすることが重要である 図12 。

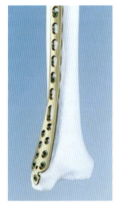
anatomical

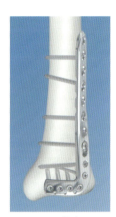
medial

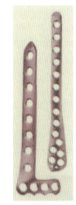
左anterolateral
（tomedial）

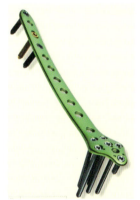
ユニバーサル

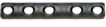
1/3円プレート

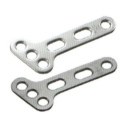
T型プレート

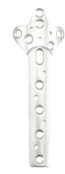
クローバー型プレート etc

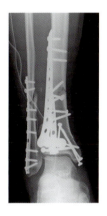

図11 使用インプラントの例

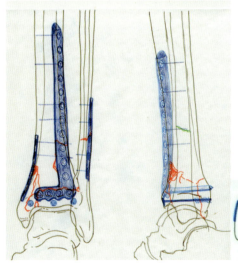

図12 作図

二村謙一郎先生（順天堂大学静岡病院）ご提供

6 整復のコツ

　初回緊急手術で装着した創外固定器を装着したままで手術を行うのが一般的である。そのために初回手術では可能な限り全体のアライメントと回旋変形，長さを合わせておくよう注意深くイメージ下に整復位をとるのが重要である。

　これまで述べたことから，腓骨の内固定を無理に初回手術で行わなくてもよいことが理解できたであろう。初回手術で皮切を加えたがために根治手術の皮切に悩むということのないようにしていただきたい。

　また，腓骨が解剖学的に整復されれば，Tillaux-Chaput骨片やVolkmann骨片が脛骨の長さの指標になり得るが，特にTillaux-Chaput骨片が粉砕しており長さの指標になり得ないことがある。そういった場合，まずは脛骨の比較的単純骨折な部位（多くは後方部分）を探し，そこを内固定して後方関節面を作った後に前方の関節面を合わせていくという方法もある 図13 [6]。この際にも創外固定を装着したままで行うと整復しやすくなる。つまりAO分類C型骨折をまずB型にする，という方法である。また，骨幹端が粉砕していて脛骨の長さを合わせるのが困難な場合には，関節面部分を先に整復してから近位骨片にプレート固定する，つまり，AO分類C型骨折をA型にする，という方法もある。これも創外固定を併用することで操作が容易となる。また，創外固定の他にLarge distractorという機械を使用するという方法もある。

　関節面の整復は，創外固定器やLarge distractorで牽引した距骨を鋳型にして整復してくとよい。整復された関節内の小さな骨片は1.5mmや1.2mmのKirschner鋼線（K-wire）で仮固定していく。粉砕が高度な場合はこれらK-wireが大量に刺入されることとなる 図14。ある程度整復されたところで吸収性のピンなどに変更すると後のプレート固定が容易となる。

　陥没し粉砕しているが関節軟骨で連続性を保っているような関節面は，海綿骨を多く残して陥没部位から約1cm近位にノミを入れ，遠位に一塊として引き下げるとばらばらにならずに整復することができる。骨軟骨骨片を整復した後にできる間隙には骨移植を行う。

　最後に近位骨片とORIFした関節面の骨片を整復する際，骨幹端の粉砕が著明で整復の目安がない場合には，イメージを用いて天蓋の前後方向の傾きを確認するとよい。

脛骨遠位部骨折

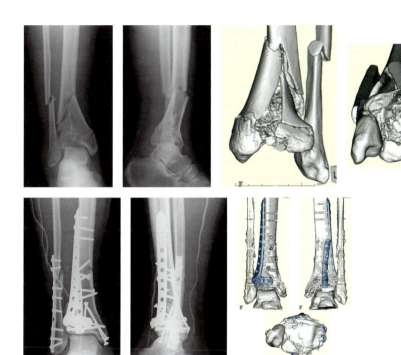

図13 後方プレートの使用例

前方部分が粉砕している場合は後方プレート併用する。まず後方を固定してから前方を作る（後壁を作る）。

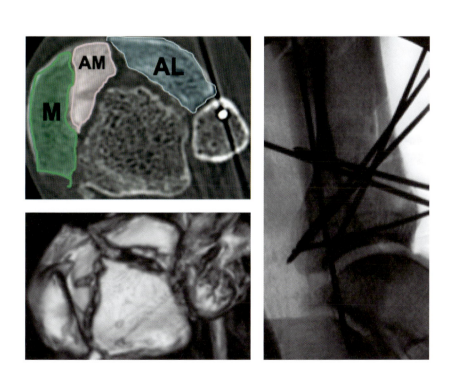

図14 大量のK-wireによる仮固定

二村謙一郎先生（順天堂大学静岡病院）ご提供

7 閉創

プレート固定が完了したからといって手術が終了したというわけではない。前述のごとく軟部をおろそかにするものは軟部に泣くのである。

プレートが挿入されたことと手術の侵襲による腫脹のため容易には閉創できない場合がある。そのような場合，無理に閉創するのではなく，陰圧閉鎖療法を一時的に使用して2次縫合を行う[7]のも一策である。5-0ナイロン糸で無理なく縫合できない創は無理に閉創してはならない，というエキスパートオピニオンもある。無理な縫合を行うと創縁に異常な張力がかかり皮膚壊死を起こすのである。

陰圧閉鎖療法を最長1週間行っても閉創できない創は植皮などによる被覆を勧める。

8 後療法

十分に術前計画を立て，計画通りの手術が行われたならば可動域訓練に耐えられる固定性が得られているはずである。

後療法は，術翌日から足関節の可動域訓練，大腿四頭筋訓練，疼痛と腫脹の状態をみながら可及的速やかに患肢無荷重での松葉杖歩行訓練を開始する。荷重は術後6週以降から骨癒合状態を確認しながら徐々に開始するようにしている。

文献

1) 小川健一，土井 武．下肢外傷における『やぐらいらず（Leg Raising Frame）』装着の実際．Stryker infos Winter 2014; 19: 40-3.
2) Assal, M, Ray A, et al: The extensile approach for the operative treatment of high-energy pilon fractures: Surgical technique and soft-tissue healing. J Orthop Trauma 2007: 21: 198-206.
3) Grose A, Gardner MJ, et al: Open reduction and internal fixation of tibial pilon fractures using a lateral approach. J Orthop Trauma 2007; 21: 530-7.
4) Assal M, Ray A, et al: A modified posteromedial approach combined with extensile anterior for the treatment of complex tibial pilon fractures(AO/OTA 43-C). J Orthop Trauma 2014: 28: e138-e145.
5) Howard JL, Agel J, et al: A prospective study evaluating incision placement and wound healing for tibial plafond fractures. J Orthop Trauma 2008: 22: 299-306.
6) Ketz J, Sanders R: Staged posterior tibial plating for the treatment of orthopaedic trauma association 43C2 and 43C3 tibial pilon fractures. J Orthop Trauma 2012: 26: 341-6.
7) Tarkin IS: The versatility of negative pressure wound therapy with reticulated open cell foam for soft tissue management after severe musculoskeletal trauma. J Orthop Trauma 2008: 22: S146-S151

骨折・外傷に伴う軟部組織損傷に対する手技

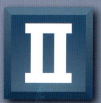

II. 骨折・外傷に伴う軟部組織に対する手技

下腿コンパートメント症候群に対する筋膜切開術

帝京大学医学部附属病院外傷センター　新藤　正輝

Introduction

　コンパートメント症候群は，筋膜や骨間膜に囲まれた筋区画内圧が何らかの原因で上昇し，血管・神経・筋肉への末梢循環が障害されて生じる病態で，下腿で最も頻度が高い。最も頻度の高い原因は骨折であるが，血管損傷，キャスト包帯固定後，手術時の体位（特に砕石位）等による長時間の圧迫肢位，蛇咬傷，熱傷，圧挫症候群などさまざまな原因で生じる。

術前情報

●適応

　意識清明な患者では臨床所見を基に診断するのが原則である。下腿コンパートメント症候群では疼痛，運動麻痺，知覚障害，他動的伸張時の疼痛（passive stretch test）の4つが感度の高い症状とされ，疼痛が最初に出現する。このうち2つが存在すれば特異度は68％，3つで93％，4つで98％と報告されている[1]。

　意識障害患者などで臨床所見での診断が難しい場合には，筋区画内圧測定値で判断せざるを得ない。内圧測定値による筋膜切開の適応はいくつかの基準が報告されているが，筋区画内の組織灌流圧を表す拡張期血圧と筋区画内圧の差とする考え方が論理的である。一般的には，その差が20mmHgまたは30mmHg以内で筋膜切開の適応とされているが，この基準をもってしても偽陽性率が高く特異性が低いとの報告もみられる[2]。

●麻酔

　一般的には全身麻酔または硬膜外麻酔などの伝達麻酔下で行う。

●体位

　仰臥位とする。

手術進行

1. 筋膜切開法の選択
2. 皮切
3. 展開と筋膜切開
4. 創管理

Fast Check

❶必要に応じて，4つの筋区画を確実に切開開放する。
❷神経（浅腓骨神経・脛骨神経），血管（後脛骨動静脈）の損傷には十分注意する。

手術手技

1 筋膜切開法の選択

筋膜切開法には，下腿外内側に縦切開をくわえて行うdouble-incision fasciotomyと，外側のみの縦切開で行うsingle-incision fasciotomyがある。いずれの方法でも前方（anterior），側方（lateral），後方（posterior），深後方（deep posterior）の4つの筋区画（compartment）をすべて開放することができるが，double-incision fasciotomyの方が手技は容易である。

2 皮切

一般的には内側では脛骨内側縁のやや後方，外側は腓骨上またはやや前方に十分な長さの縦切開を加える 図1。

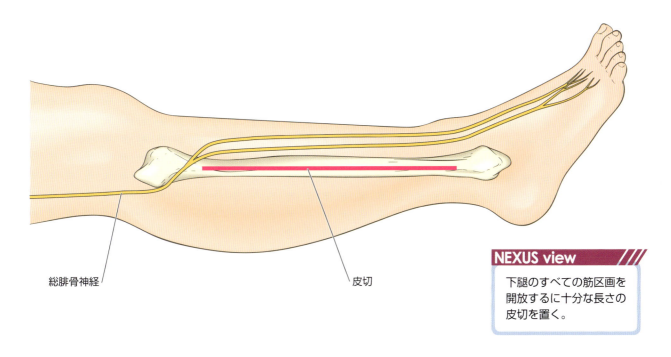

総腓骨神経 ／ 皮切

NEXUS view
下腿のすべての筋区画を開放するに十分な長さの皮切を置く。

図1 筋膜切開のための皮切

3 展開と筋膜切開

double-incision fasciotomy 図2

　内・外側それぞれの皮切から皮下組織を鈍的に剥離し筋膜に達する。内側皮切からは，その直下に存在する後方筋区画を開放した後，脛骨内側縁の骨上に沿って進入し深部後方筋区画を開放する。このとき，後脛骨動静脈を損傷しないように注意する。

　外側皮切から同様に皮下組織を鈍的に剥離して筋膜に達する。腓骨を覆っているのが側方筋区画であり，前方筋区画はかなり前方に位置する。2つの筋区画を同定するため，筋間中隔を確認必ず確認した後，それぞれの筋区画を開放する。2つの筋区画の境界部の側方筋区画内に浅腓骨神経が存在するので損傷しないように注意する図3。

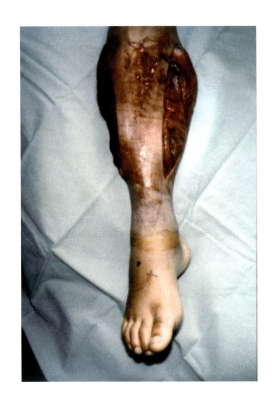

図2 double incision fasciotomy 後

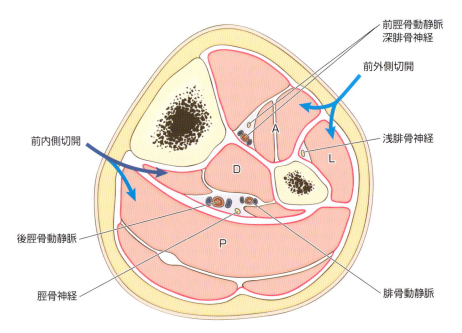

NEXUS view

前方筋区画と側方筋区画の筋膜切開時には，筋間中隔を術者の目または指で確認し切開する。

図3 double incision による筋膜切開進入路

A：anterior compartment
L：lateral compartment
D：deep posterior compartment
P：posterior compartment

single-incision fasciotomy 図4

　double-incision fasciotomyの外側皮切のみを使用する。皮下を十分に剥離した後，前方，側方，後方の3つの筋区画をそれぞれ確認し開放する 図5 。続いて 図6 に示すように腓骨の内側にある深部後方筋区画に達するため，腓骨の後縁に沿って骨膜上を鋭的に注意深く切離しながら深部後方筋区画に進入し開放する[3]。

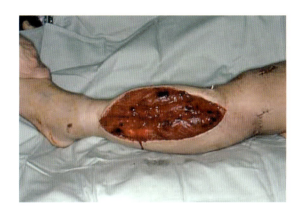

図4 single incision fasciotomy による筋膜切開後

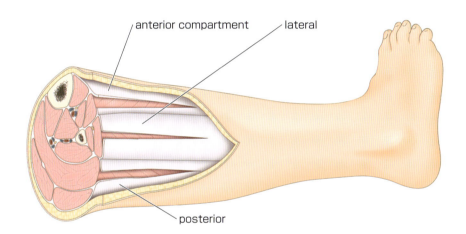

図5 single incision fasciotomy

下方より，posterior, lateral, anterior compartmentの順で筋膜切開が施行されている。

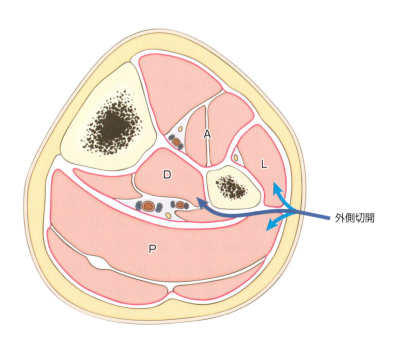

NEXUS view

深部後方筋区画の筋膜切開時には，腓骨後縁に沿って骨膜上を注意深く鋭的に進入して筋区画を開放する。

図6 single incision fasciotomyによる筋膜切開進入路

A：anterior compartment
L：lateral compartment
D：deep posterior compartment
P：posterior compartment

4 創管理

　筋膜切開創は開放のままwet dressing としてよいが，外傷例ではほとんどの場合，骨折を合併するため，感染を危惧し陰圧閉鎖療法（negative pressure wound therapy；NPWT）とする場合が多い。創閉鎖のために，創縁に皮膚縫合用ステープラをかけシリコン製血管テープを通し，靴ひもで縛るように徐々に創を縮小する方法（shoelace法）図7 を用いることもある。

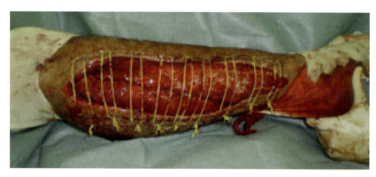

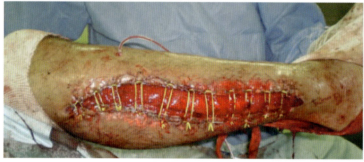

NEXUS view
shoelace法では，あまり強い緊張をかけると創縁が壊死することがあるので注意しながら縫縮する。

図7 筋膜切開後のshoelace法による創管理

文献
1) Ulmer T. The clinical diagnosis of compartment syndrome of the lower leg: are clinical findings predictive of the disorder? J Orthop Trauma 2002; 16: 572-7.
2) Nelson JA. Compartment pressure measurements have poor specificity for compartment syndrome in the traumatized limb. J Emerg Med. 2013; 44(5): 1039-44.
3) Maheshwari R, Taitsman L, et al. Single-Incision fasciotomy for compartmental syndrome of the leg in patients with diaphyseal tibial fractures. J Orthop Trauma 2008; 22: 723-30.

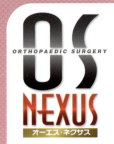

Ⅱ. 骨折・外傷に伴う軟部組織損傷に対する手技

局所陰圧閉鎖療法（NPWT）を用いた膝・下腿の外傷治療

帝京大学医学部附属病院外傷センター　鈴木　卓

Introduction

術前情報

●適応と禁忌

適応は既存治療に奏功しない，あるいは奏功しないと考えられる難治性創傷で，具体的には外傷性裂開創，手術後離開創・開放創，四肢切断端開放創，デブリドマン後皮膚欠損創があげられる。

禁忌は壊死組織が残存している創，主要な血管・神経が露出している創などが挙げられる。出血傾向が認められる場合は慎重に適応を判断する。

●初回設置の場所と麻酔

通常は開放創の洗浄後やデブリドマン後に行われるため，初回設置はできる限り手術室で，下半身麻酔または全身麻酔下に行う。初回の設置を病棟で行う場合は患者の痛みの訴えや開放創の範囲に応じて，ケタミンやプロポフォール，フェンタニルなどで鎮静・鎮痛したうえで施行するのが望ましい。

手術進行

1. 創の準備
2. フォームの設置
3. 創の密閉
4. チューブの接続と陰圧設定
5. フォームの交換と終了時期の判断

❶ フォームの設置前に壊死組織を十分デブリドマンをする。神経血管は軟部組織で被覆しておく。
❷ フォーム設置部位はなるべく健常皮膚にかからないように，開放創に合わせた形状に成形する。
❸ ドレープでフォームを完全に密閉する。大きな創は複数回に分けて貼付する。

手術手技

1 創の準備

　膝・下腿は軟部組織の伸展性が少ないため，この部位の外傷による開放創はしばしば一次的創閉鎖に難渋する．特に，軟部組織で被覆できなかった開放骨折は感染予防のため，NPWT（negative pressure wound therapy）の絶対適応がある．また，下腿コンパートメント症候群減張切開後はNPWTの使用により創閉鎖が容易になることが報告されており，使用することが望ましい．

　初回設置時には，感染予防の観点から十分な洗浄デブリドマンを行い，血行不良組織や壊死が発生すると予測される組織などは除去しておく必要がある 図1 ．骨膜や腱膜が剥がれた骨や腱の上へのフォーム設置は禁忌ではないが，露出した神経・血管と同様になるべく周囲の軟部組織で被覆しておくことが望ましい．肉芽形成を期待する部位ではメッシュ状の人工真皮で覆っておくと有効な場合もある．

　なお，初回のフォーム設置は緊急手術の際に清潔野で行われるのが理想的である．ただし，保険手続き上，同一日に同一部位の手術（K）と処置（J）を認めないという原則から，手術施行日の保険点数算定はできないことに注意が必要である．

> **NEXUS view**
> 　海外では下肢外傷の治療に際して，遊離植皮の固定や，閉鎖できた創のドレナージ，腫脹軽減に対してNPWTが用いられており，良好な成績が報告されている．ただし，本邦では厳密な意味では保険適用とはなっていない使用法である．

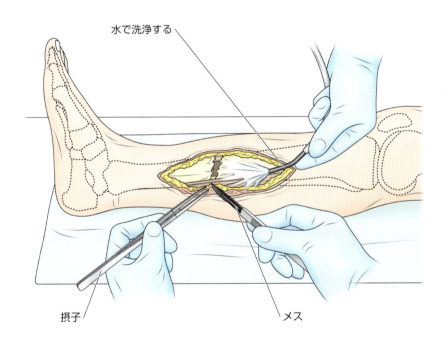

図1 創のデブリドマン

2 フォームの設置

開放創の形状に合わせてフォームを切る 図2 。健常皮膚の上にフォームが多少かかっても多くの場合は問題ないが，皮膚浸軟，水疱形成などの合併症も報告されており，心配な場合は周囲の皮膚組織をポリウレタンフィルムなどで覆っておくとよい。

フォームは各社からさまざまなものが出ているが，一般的に肉芽形成を期待する場合はポリウレタンフォーム，浅い創や交換時の痛み軽減，肉芽組織の形成がかえって望ましくない場合は創面に固着しにくいポリビニルアルコールフォーム，不正形な創やポケットを形成している創にはコットンタイプやガーゼなどが適応となりやすい。なお，コンパートメント症候群後の創閉鎖に用いる場合は，フォームの下に血管テープなどをshoelace状に設置しておいて，交換時に少しずつ締めていくと，植皮を要さず早期に創閉鎖できることが少なくない 図3 。

開放創が2カ所以上離れて存在する場合（例えば，コンパートメント症候群で内外側の両方を切開した場合）は，余ったフォームで間をブリッジするようつないでおくと両方同時に陰圧を掛けることができる 図3 。

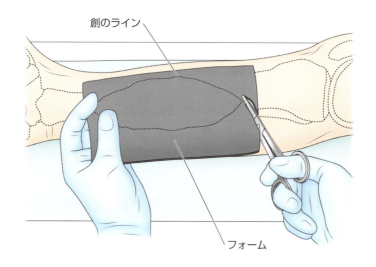

図2 フォームの形状決定

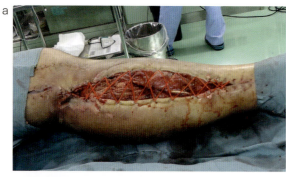

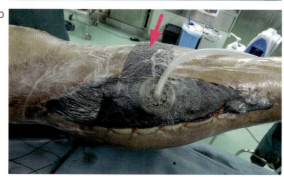

図3 コンパートメント症候群後のshoelace法とブリッジテクニック

a：shoelace設置時
b：フォーム設置後
反対側の開放創へ細いフォームがブリッジしている（矢印）。

3 創の密閉

現在，国内では3社から4製品のNPWT製品が上梓され，保険適用となっている（ケーシーアイ社の「VAC」やスミス・アンド・ネフュー社の「Renasys」など）。

付属のドレープでフォームを密閉する。膝や下腿の広い範囲を密閉する場合はドレープを短冊状に小さく切っておき，少しずつ貼っていくとドレープに皺ができずに，皮膚と密着させやすい 図4 。フォームが大きく盛り上がってドレープを貼りにくい場合は，フォームを薄く成形し直すか，ある程度密閉できたところで先に連結チューブを設置し陰圧をかけ，フォームをある程度収縮させてから漏れがある部分にフィルムドレッシングを追加するという方法も考慮する。

創外固定ピン周囲などはハイドロコロイドなど密着性の高いドレッシング材であらかじめ保護しておくと，ドレープで密閉しやすい 図5 。

> **NEXUS view**
> 健常でない皮膚（例えば擦過傷や高齢者の皮下出血などがある皮膚）の上へのドレープ貼付は避けるべきである。こうした皮膚はフォームなどで大きめに覆い，ドレープは健常皮膚の上のみに貼付するようにする。場合により下腿全周性のフォーム被覆も慎重な管理のもとに選択肢となりうる。

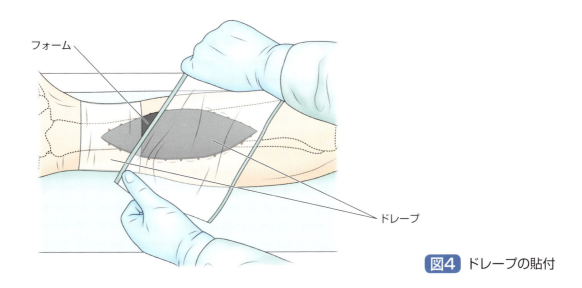

図4 ドレープの貼付

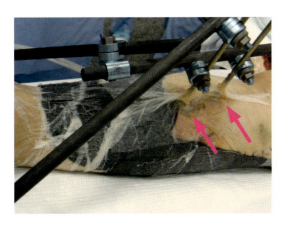
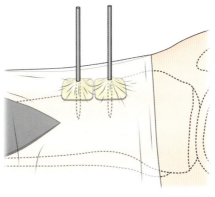

図5 創外固定ピン部の工夫
ピンサイトにハイドロコロイドドレッシングを貼付してある（矢印）。

4 チューブの接続と陰圧設定

鋏やメスでドレープに1〜2cm径の小孔をあけ，吸引用の連結チューブがついたパッドを貼付する 図6 。骨などが突出しているところは避け，なるべく接続パッドがはみ出さないフォームの広い部位を選ぶとよい。陰圧設定は従来125mmHgが標準とされてきたが，最近の研究から浸出液の量や創面の状態などを考慮し50〜150mmHgの間で適宜設定・変更することが望ましいと考えられるようになってきた（ポリビニルアルコールフォームは125mmHgが推奨されている）。

間欠モードと連続モードを選択できる機種もあり，創面や患者の状態に応じて選択する。動物実験では間欠モードのほうがより効果的との報告が多いが，連続モードの方がドレープの剥がれや患者の疼痛の訴えなど臨床上のトラブルが少ない。吸引開始後時間が経っても吸引装置の駆動音が続く場合は，エアリークアラームが鳴らなくても，完全な密閉ができていない場合があり，漏れがないか確認が必要である。

> **NEXUS view**
>
> NPWT自体は陰圧を掛ける装置であるが，創面にはフォームが圧縮されたことへの反発力から陽圧がかかる。創面の状態や深さによっても異なるが，陰圧を高くすれば創面にかかる陽圧も高くなること，下腿全周性にフォームを巻くと，さらに陽圧が高くなることに注意を払う必要がある。

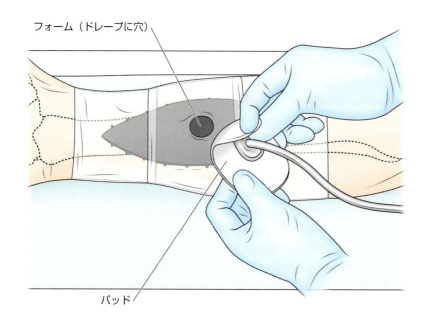

図6 連結チューブのパッド貼付

5 フォームの交換と終了時期の判断

メーカーの推奨は2〜3日に1回のフォームの交換となっているが，必ずしもこれにこだわる必要はない．ただし，デブリドマンが予定されている場合や感染併発が否定できない症例では，短期間でのフォームの交換と交換時の創の状態の詳細な確認が望ましい．

フォームの交換は適切な鎮痛・鎮静下にベッドサイドや処置室などの病棟で施行可能である 図7 ．ただし，開放骨折部の骨が露出しているような症例では，ベッドサイドでのフォームの交換を繰り返すと感染の誘引となるため慎むことが望ましい．

また，保険上は最大4週間までの管理料算定が認められているが，外科的創閉鎖が可能と判断したら，漫然とNPWTを継続することなく，早期の中止が望ましい．特に，1週間以上の開放骨折露出部への適応は深部感染の危険が急激に上昇すると報告されているので，適切な時期に皮弁手術等を検討すべきである．

> **NEXUS view**
>
> NPWTの器械を長期に使用しても，4週を超えた分からは保険請求ができない．4週経過時に創閉鎖が得られていない場合は，NPWTを継続し病院からの全面的な持ち出しを覚悟するか，自家製NPWT（ガーゼとポリウレタンドレープ，壁吸引など）に変更して少しでも出費を削るか，従来の生食ガーゼ法に変更するかなどを検討しなくてはならない．

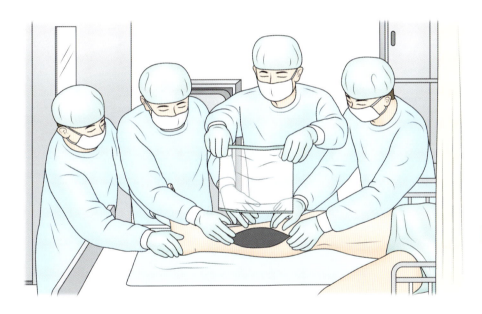

図7 ベッドサイドでの交換

周囲からの汚染を防ぐため術衣を着て清潔野で交換している．

文献

1) Stannard JP, et al: Incisional negative pressure wound therapy after high-risk lower extremity fractures. J Orthop Trauma 2012; 26: 37-42.
2) Stannard JP, et al: Negative pressure wound therapy after severe open fractures: a prospective randomized study. J Orthop Trauma 2009; 23: 552-7.
3) Krug E, et al: Evidence-based recommendations for the use of Negative Pressure Wound Therapy in traumatic wounds and reconstructive surgery: steps towards an international consensus. Injury 2011; 42: S1-S12.
4) Suzuki T, et al: Negative-pressure wound therapy over surgically closed wounds in open fractures. J Orthop Surg 2014; 22: 30-34.
5) Blum ML, et al: Negative pressure wound therapy reduces deep infection rate in open tibial fractures. J Orthop Trauma 2012; 26: 499-505.

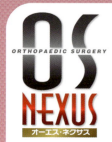

II. 骨折・外傷に伴う軟部組織損傷に対する手技

膝・下腿の外傷における皮膚移植術（分層・全層植皮術）

札幌徳洲会病院整形外科外傷センター　辻　英樹

Introduction

　膝，下腿部は比較的外傷を受けやすい部位であり，その解剖学的特徴から，皮膚，皮下組織のみならず筋，腱，骨，神経，血管などの損傷を合併することも多い。創閉鎖方法はこれらの合併損傷に応じて選択することになる。

　創閉鎖方法はデブリドマン施行後に決定する。図1 にいわゆるreconstructive ladder[1]を示す。皮膚軟部組織欠損が大きい，あるいは汚染が強い創で一次創閉鎖が不適な創は二次的創閉鎖が考慮される。しかし時間を要し，また感染の危険性や創管理の必要性からその適応は制限される。

　遊離植皮術（free skin graft）はその歴史も古く，手技も確立された優れた方法である。バリエーションはあるものの分層植皮術（split thickness skin graft：STSG）と全層植皮術（full thickness skin graft：FTSG）に大別される。いずれも低侵襲で一定した効果が期待できる。ここでは，これらの植皮術の適応と一般的な手術手技を述べる。

術前情報

●適応と禁忌

　植皮の生着には植皮片（skin graft）の血行再開がなされなければならない。そのため移植母床（wound bed）が十分な血流を有する組織である必要がある。表1 に筋膜皮弁術の必要性という観点からその条件をあげるが[2]，裏を返すとこれらの組織に植皮術は適さないということである。特に重度開放骨折においては，植皮術の適応は時に慎重を要する。また感染の存在は細菌毒素による植皮片の溶解，膿や浸出液の貯留が生着の妨げになり適応とはならない。

　また分層植皮，全層植皮にはそれぞれ利点と欠点がある 表2 [3]。被覆する組織の状態，大きさ，患者の特徴等に応じて選択する。

●麻酔

　分層皮膚を同側大腿から採取する場合は腰椎麻酔でも可能であるが，著者は通常全身麻酔により施行している。

●体位

　皮膚欠損の部位，大きさによるが，通常膝・下腿部の5cm以上の皮膚欠損に対しては，分層皮膚は通常大腿前外側面、全層皮膚は鼠径部または腹部より採取している。体位は皮膚欠損部位に応じて行うが，通常は仰臥位にて行っている。

手術進行

1. 移植母床の整備
2. 皮膚採取
3. 網目形成（＋除脂肪）
4. 植皮の縫合，固定
5. 採皮部の処置・閉鎖
6. 後療法

① 植皮術の適応を遵守し，分層，全層植皮の利点，欠点を考慮し適切な植皮法を選択する。
② 分層植皮にはダーマトーム，メッシャー用い，全層植皮は容易な手技で適切に採取，網状にできる。
③ 分層植皮，全層植皮とも縫合を丁寧に行い，適切な固定法で安定した成功率が得られる。

A. 汚染・感染危険性の回避
- 髄腔が露出した骨折部（髄腔が露出）
- 骨膜の破綻した皮質骨
- 関節軟骨
- 神経・脈管系
- 腱鞘の破壊された腱
- インプラント

B. 瘢痕治癒の回避
- 大きな可動を有する腱（特に上肢）

表1 筋膜皮弁で被覆すべき組織

	性状	適応	見栄え	植皮拘縮	生着	採皮部
分層植皮	薄く弱い	一時的 永続的 大欠損	良くない	↑	↑	縫縮不要（上皮化）
全層植皮	厚く強い	審美性 小欠損	比較的良好	↓	↓	縫縮必要（大きさは限られる）

表2 分層植皮と全層植皮

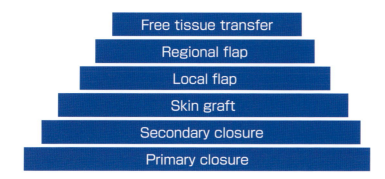

図1 Reconstructive ladder（文献1より）

手術手技

1 移植母床の整備

　分層，全層に拘らず移植母床の整備は重要である。前述のごとく死腔のないデブリドマンを心がけ，壊死組織，瘢痕組織が残存しないようにし，下床組織の血流が良好であることを確認する。凹凸はメスなどでトリミングし平坦になるようにし，必要に応じてモノフィラメント吸収糸にて組織を固定し整える。

> **NEXUS view**
> 移植母床を整備する際，辺縁は用いる植皮法に応じて，植皮片がフィットするよう切開角度を変えるのがよい。

2 皮膚採取

分層皮膚

　著者らはダーマトームを用いて採取している。助手は採取中，分層皮膚を軽くピンセットで持ち，巻き込みを防ぐようにする 図2 。採取する厚さに応じてthin；0.008-0.012mm, medium；0.012-0.018mm, thick；0.018-0.030mm に分類され，一般的には植皮弁が厚いほど生着はしにくく，採皮部の肥厚性瘢痕に苦労することもあるが，移植皮膚の性状，色調，機能は優れている。著者らは厚さを0.012mmに設定して採取することが多い。

全層皮膚

　できるだけ皮下脂肪を付けないように採取する。先端をモスキート鉗子でつまんで軽く引きながら行うと採取しやすい 図3 。採取部からの出血は適宜止血し，後の血腫形成を予防する。

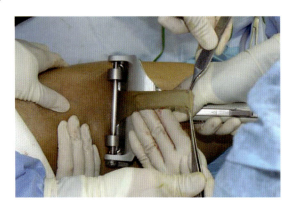

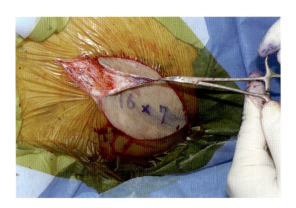

> **NEXUS view**
> 　"分層皮膚"という言葉を連想して「薄く採取する」という意識が強いとダーマトームを皮膚に当てる角度が小さくなり，皮膚を削ぐようになってしまい上手く採取することができない。採取する厚さはダーマトームを設定した厚さで決まるので，思い切って皮膚に当てる角度をつけて（つまりダーマトームを立てるように）採取すると上手くいく。
> 　細い大腿部から分層皮膚を採取する際，欲張ってダーマトームの幅を広くすると幅一杯に採取することができず綺麗に採取することができない。幅をひとつ狭くし，二列で採取するほうが上手く採取できる。

図2 分層植皮の採取

> **NEXUS view**
> 　採取する皮膚の皮切を皮膚と垂直にしっかりと入れないと辺縁が薄くなってしまって綺麗に採取，縫合することができない。採取する皮膚が厚ければ厚い程メスをしっかりと入れなくてはならない。

図3 全層植皮の採取

3 網目形成（＋除脂肪）

分層植皮

　分層植皮法にはシート状，網状（メッシュ状），パッチ植皮などがあるが，著者らは通常網状植皮術を行っている。分層植皮片を専用の器具（メッシャー）を用いて細かい切開を入れ，網状として移植する 図4 。網目の倍率を大きくすればするほど，小さな植皮片で大きな面積を植皮できるが，当然上皮化は遅れ，また整容面でもメッシュ孔に色素沈着が起こった場合，劣ることになる。著者らは倍率を通常1：1.5としている。

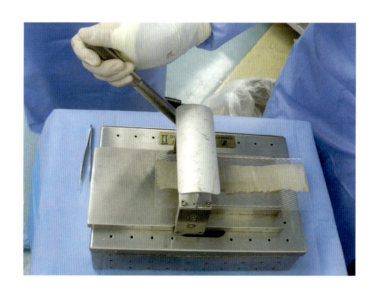

> **NEXUS view**
> 分層植皮片をメッシャーに載せる際，辺縁が十分に伸ばされていなかったり，メッシャーの面を間違えると網目が得られないので注意する。

図4 分層植皮片の網目形成

全層植皮

　全層植皮片に付着する皮下脂肪を除去する．図5のように丸めたエスマルヒ面上に真皮面を凸面として曲剪刀で行うとやりやすい．真皮直下の血管網を温存する移植法（含皮下血管網遊離全層植皮法＜preserved subcutaneous vascular network skin graft[4]；PSVN植皮＞）によって，植皮片と移植床との間の線維性癒合，移植片の二次的収縮，硬化が減少するという報告もあり，著者らは真皮下層に入り込んだ脂肪柱まで完全に取り去ることしていない．

　網目形成は図6のように尖刃刀で行っている．この網目形成は面積を広げる効果の他，ドレナージ効果によって血腫形成を防ぎ，生着を高める操作として非常に重要である．

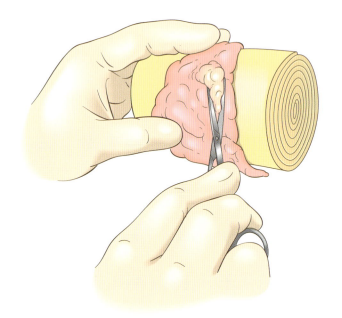

図5　全層植皮片の除脂

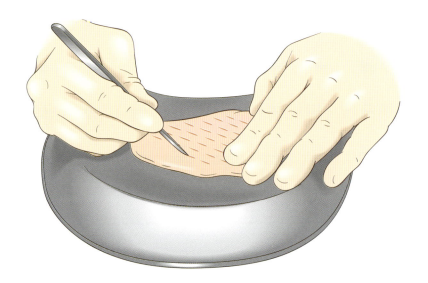

NEXUS view

　全層植皮片の網目形成は，メスを動かさず，膿盆などの下敷きに固定し植皮片を動かすようにすると上手くいく．

図6　全層植皮片の網目形成

4 植皮の縫合，固定

移植片の縫合は創縁瘢痕治癒を予防するためにも丁寧に行う必要がある 図7 。

生着を確実にするには，植皮片と移植床にずれを起こさせず死腔や血腫を生じさせず密着させ，かつ乾燥を予防しなくてはならない。過去よりフィブリン糊による固定[5]，tie-over dressing法[6]，圧迫包帯固定法が報告されているが，近年注目されているのはNPWT（negative pressure wound-therapy）装着固定法[7]である。特に大きく複雑な創，浸出液の多い創では有用である。

> **NEXUS view**
>
> 　分層植皮の場合移植皮膚辺縁の瘢痕治癒をできるだけ少なくするには，移植母床が露出しないよう縫合することである。分層植皮では移植片をオーバーラップさせるように縫合し，針は移植母床側からではなく，移植片側から不安定な移植皮膚を押さえるように刺入する。またメッシャーを使用した場合，例えば1.5倍をそれ以上に伸ばすと辺縁が引き伸ばされて移植母床が露出しやすくなる。またメッシュ孔の瘢痕はある程度起きてしまう。1カ所の皮膚欠損部に複数枚の分層皮膚を移植する場合にはメッシュ孔の方向を揃えるように配置する。これも綺麗に仕上げるコツである。
>
> 　全層植皮の場合縫合部の移植母床の露出を少なくするために比較的密に縫合する。ときには真皮埋没縫合を行う。移植片側から針を刺入するのは分層植皮の場合と同様である。また，人工真皮やNPWTで植皮術の下準備を行った開放創では，肉芽が盛り上がり過ぎ，特に厚い全層皮膚を移植した際盛り上がって仕上がることがある。特に創縁は全層皮膚がちょうどよくはまるように整えておくべきである。

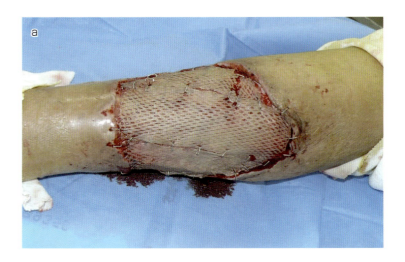

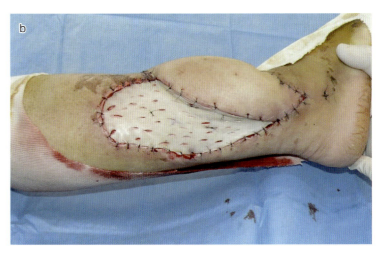

図7 分層植皮（a）と全層植皮（b）の縫合

5 採皮部の処置・閉鎖

　分層植皮採取創の管理は，適切に行わないとまれに表層感染をきたし，治癒が長期化することがある。著者らは特別なものは用いず，ワセリン軟膏を塗布しメロリンガーゼ®にて覆うことで良好な治癒が得られている。

　全層植皮採取部は確実に止血し閉創する。採皮面積が大きいときは閉鎖後死腔を生じることもあるのでドレーンを留置する。

6 後療法

　全層植皮より分層植皮のほうが生着は確実である 表2 。膝，下腿の場合創面が凸面であることが多いため，分層植皮の場合はフィブリン糊＋圧迫包帯固定，tie-over dressing法でもほぼ確実な生着が得られることが多い。全層植皮の場合や分層植皮でも大きく複雑な創ではNPWTを装着している。装着期間は5～7日間である。

　長期的には，移植皮膚の収縮と色素沈着が問題となる。移植皮膚の収縮は一般的に移植皮膚の真皮成分が薄くなるほど起こりやすい。術後最低8～12週間レストンスポンジ®などで圧迫伸展させる方法が取られているが，著者らは膝・下腿部でルーチンには行っていない。色素沈着は日光露出部で問題となり術後最低3～6カ月の遮光が重要とされる。しかし非露出部である膝・下腿部で問題となることは少ない。

文献

1) Levin LS. The reconstructive ladder. An orthoplastic approach. Orthop Clin North Am 1993: 24; 393-409.
2) Ruedi TP, Buckley RE, Moran CG. AO Principles of Fracture Management. 2nd expanded ed. New York 2007: Thime; 371-90.
3) Volgas DA, Harder Y. Manual of Soft-tissue Management in Orthopaedic Trauma. New York 2012: Thime; 127-45.
4) Tsukada S. Transfer of free skin grafts with a preserved subcutaneous vascular network. Ann Plast Surg 1980: 4; 807-16.
5) Tidrick RT, Warner ED. Fibrin fixation of skin transplants. Surgery 1944: 15; 90-5.
6) Gillies H, Millard DR. Priciples and art of plastic surgery, Vol. 1 1st ed. London: Butterworth 1953: 98.
7) Moisidis E, Heath T, Boorer C, et al. A prospective, blinded, randomized controlled trial of topical negative pressure use in skin grafting. Plast Reconstr Surg 2004: 114; 917-22.

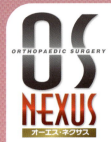

II. 骨折・外傷に伴う軟部組織損傷に対する手技

膝・下腿の外傷における有茎組織移植術

東京医科歯科大学大学院医歯学総合研究科整形外科学　王　耀東

Introduction

　膝・下腿の外傷において組織移植術が必要となる頻度が高い部位は，軟部組織の薄い脛骨前内側面である。ここでは，まず習得すべき組織移植術として，マイクロサージャリー技術を必要としない有茎組織移植術のうち，汎用性の高い2つの手術手技（下腿近位2/3：順行性ヒラメ筋弁術，下腿遠位1/3～足関節周囲：逆行性腓腹皮弁術）を解説する。

術前情報

●適応と禁忌

　組織移植に先立って，徹底的なデブリドマンを行うことが不可欠となる。採取する組織と茎に新鮮外傷や瘢痕がある場合は禁忌となる。

　逆行性腓腹皮弁術に関しては，腓骨動脈損傷がないこと，小伏在静脈の解剖学的破格がないことも必須条件となる。組織欠損部に対して十分ゆとりのある組織量と茎が計画できない症例に対しては，その他の有茎もしくは遊離組織移植術を検討するべきである。

●麻酔

　全身麻酔もしくは腰椎麻酔で行う。

●体位およびタニケット

　順行性ヒラメ筋弁術は，腹臥位での下腿後面正中切開による採取法もあるが，ここでは仰臥位での手術手技を解説する。一方，逆行性腓腹皮弁術は腹臥位で行う。タニケットは必須ではないが，準備しておく。

手術進行

順行性ヒラメ筋弁術
1. 下腿後内側面の展開
2. ヒラメ筋の剥離および切離
3. 筋弁の挙上および固定
4. 筋弁採取部の閉創および筋弁上の被覆
5. 術後管理

逆行性腓腹皮弁術
1. 腓腹皮弁（sural flap）の原理
2. 小伏在静脈の走行を描く
3. 皮弁のデザイン
4. 遠位茎の展開
5. 皮島近位の展開
6. 皮弁の挙上
7. 皮弁の縫合
8. 採取部の閉創
9. 術後管理と術後合併症

---

❶順行性ヒラメ筋弁術は，脛骨開放骨折に対するデブリドマン後に生じた下腿近位2/3の骨露出に対して，仰臥位のまま短時間で行える。

❷逆行性腓腹皮弁術は初心者でも習得しやすいが，うっ血による辺縁壊死が生じやすいため，大きめの皮島をデザインし，緊張のない縫合を心がけることが肝要である。

手術手技

順行性ヒラメ筋弁術

1 下腿後内側面の展開

下腿前内側面に生じた組織欠損創を延長し，脛骨後内側縁に沿って遠位に皮切を置く 図1 。創が大きい場合は，新たな皮切を必要としない。

腓腹部の筋は，浅層の歩行筋（下腿三頭筋：腓腹筋，ヒラメ筋，足底筋）と深層の定位筋（後脛骨筋，長趾屈筋，長母趾屈筋）の二層になっている 図2 。浅層は後下腿筋膜の浅葉によって覆われている。浅深二層間は下腿遠位部では深葉で区画されているが，近位部では筋膜様の区画組織が存在しない。

まず，浅葉に包まれた腓腹筋とヒラメ筋を同定し，腓腹筋－ヒラメ筋間を分離するように剥離する。腓腹筋は内側頭と外側頭が下腿中央で癒合し筋腹がなくなり，表面の腱様組織がヒラメ筋の腱組織と合流して踵骨腱（アキレス腱）となる。ヒラメ筋は筋長が長く，筋腱移行部が腓腹筋より遠位となるため，下腿中央部（腓腹筋の筋腱移行部）で腓腹筋－ヒラメ筋間を分離し始めるとよい。

> **NEXUS view**
>
> 膝周囲の組織欠損は腓腹筋弁で被覆可能だが，内側頭の起始部を切離して血管茎（膝窩動脈分枝の腓腹動脈）のみの島状筋弁とする必要がある。
> ヒラメ筋弁は筋長が長く，筋体の起始部を切離しなくとも，下腿近位2/3まで被覆できる。

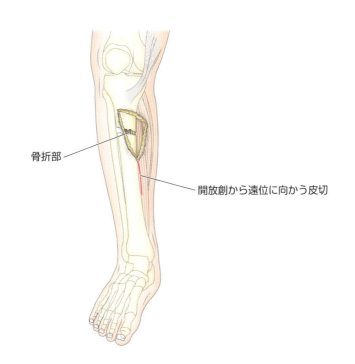

図1 下腿前内側面の組織欠損創

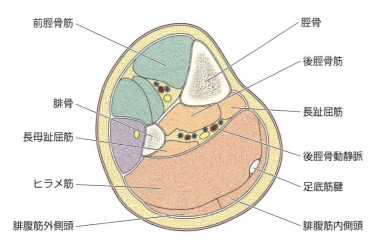

図2 下腿中央1/3の横断図

2 ヒラメ筋の剥離および切離

　ヒラメ筋の裏面は用手的に容易に剥離できるが，前述のように近位部では筋膜様の区画組織が存在しないため，後脛骨動脈を損傷しないよう注意する 図3 。
本筋弁の栄養血管は膝窩動脈および後脛骨動脈からの複数の栄養枝となるが，筋体中枢で後脛骨動脈からの最も太い筋枝のみ温存できれば十分な血行が維持される。それ以外の栄養枝は，筋弁挙上の妨げとなれば，結紮もしくは凝固止血後に切離してよい。
　組織欠損部，特に骨露出部を被覆できる筋体量を考慮しヒラメ筋を近遠位方向に半裁し，遠位の筋腱移行部で切離する 図4 。

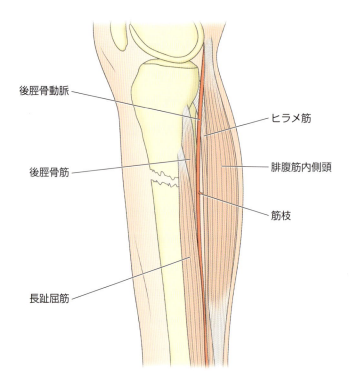

図3　後脛骨動脈からの筋枝（下腿中央）

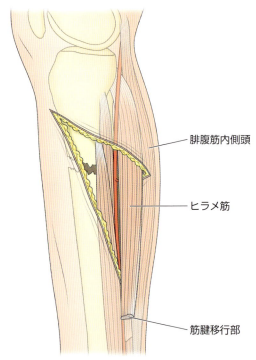

NEXUS view

　仰臥位で下腿内側から採取する半裁ヒラメ筋でも，ある程度の筋体量が得られる。
　ただし組織欠損部の大きさや位置によって，ヒラメ筋全体を採取する必要がある場合には，腹臥位で下腿後面を正中切開し，腓腹筋内外側頭間を展開する方法もある。

図4　半裁ヒラメ筋の切離

遠位の筋腱移行部でヒラメ筋を切離する。

3 筋弁の挙上および固定

　筋腱移行部で切離したヒラメ筋弁を末梢から中枢へ剥離挙上する．筋弁を翻転し骨露出部を被覆するが，筋体中枢の過緊張や捻じれに注意を払う．緊張が強い場合には，筋体中枢をさらに剥離する必要があるが，後脛骨動静脈の筋枝を損傷しないよう細心の注意を払う 図5 ．

　dead spaceの防止に，筋弁の辺縁を組織欠損部の皮下に引き込み固定する 図6 ．筋弁にかけた縫合糸を皮下から皮膚上に固定するが，軟膏を浸透させたガーゼ（ソフラチュール®など）を筒状に巻いたもので皮膚表面を保護する（ボルスター固定）．

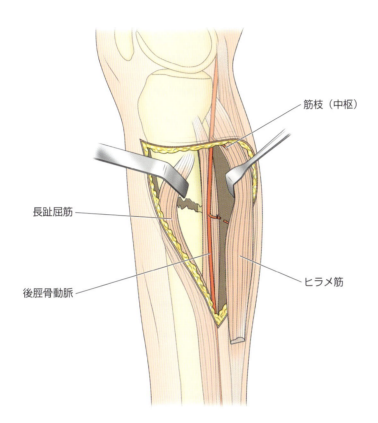

図5 後脛骨動脈からの筋枝（中枢）

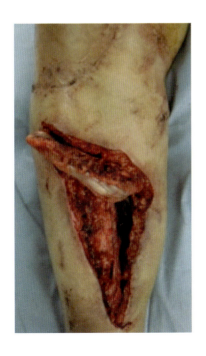
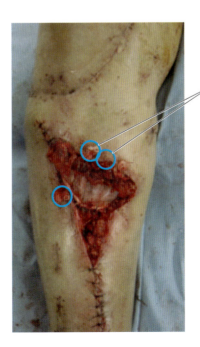

図6 ヒラメ筋弁の翻転と固定
皮下に引き込んだ筋弁辺縁を皮膚上でボルスター固定（青丸）し，皮膚表面を保護する．

4 筋弁採取部の閉創および筋弁上の被覆

筋弁採取のために切開した創部を閉創するが，緊張が強ければ無理に閉創しない。筋弁上および皮膚欠損部に対して，wet dressingを行う。陰圧閉鎖療法（negative pressure wound therapy；NPWT）を用いる場合，通常の持続陰圧（125mmHg）で問題ない 図7 。

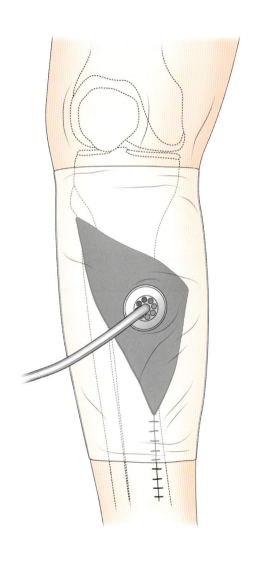

図7 筋弁上のNPWT

5 術後管理

　本筋弁は関節可動部に関与しないため，外固定を必要としない。しかし患肢の管理上，筋弁移植部のみならず，皮下に翻転部が一致する部位も除圧を心がける。

　筋弁術と同時に一期的に皮膚移植を行ってもよいが，筋弁の生着が得られる術後1～2週で二期的に皮膚移植を行ってもよい 図8 。皮膚移植を行う際，筋膜上は生着率が著しく低くなるため，筋膜を切除する必要がある。

> **NEXUS view**
> 皮膚移植を行う場合，生着率を上げるためにはNPWTを併用しなければならない。

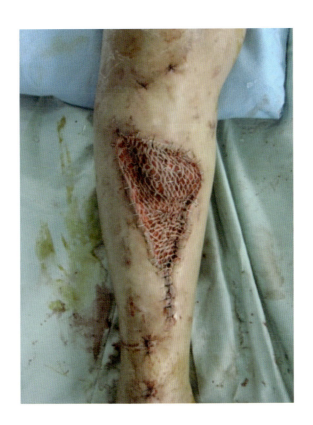

図8 筋弁上の分層植皮

逆行性腓腹皮弁術

1 腓腹皮弁（sural flap）の原理

　腓腹皮弁を理解するには，皮静脈の伴行動脈を栄養血管とするVAF（<u>v</u>eno<u>a</u>dipo<u>f</u>ascial pedicled <u>f</u>asciocutaneus) flap，皮神経の伴行動脈を栄養血管とするNAF（<u>n</u>euro<u>a</u>dipo<u>f</u>ascial pedicled <u>f</u>asciocutaneus) flap，そして両者を含むV-NAF（<u>v</u>eno-<u>n</u>euro<u>a</u>dipo<u>f</u>ascial pedicled <u>f</u>asciocutaneus) flapの概念を知る必要がある。

　腓腹皮弁は下腿後面に存在する小伏在静脈と腓腹神経に伴行する浅腓腹動脈を利用した筋膜皮弁（VAFもしくはV-NAF flap）である。小伏在静脈は足背静脈網から始まり，足関節外果とアキレス腱の中間を上行し，腓腹筋内外側頭間で膝窩に向かう。小伏在静脈は2本の伴行動脈とともに，下腿後面の下方3/4では深筋膜上を走行し，上方1/4で深筋膜を貫き深筋膜下を走行する 図9 。一方，腓腹神経は下腿の下方1/2では小伏在静脈の伴行動脈2本のうち1本を共通伴行動脈として，小伏在静脈とともに深筋膜上に位置する。腓腹神経は下方1/2で深筋膜を貫き深筋膜下に入るが，その際に上述の共通伴行動脈が分岐するため，上方1/2では独立した1本の伴行動脈を有することになる。解剖学的特徴，特に有茎皮弁の栄養血管となる伴行動脈の走行を熟知することで，逆行性腓腹皮弁ではNAF flapが難しいことが理解される。また，本皮弁の静脈還流に関して，小伏在静脈の伴行静脈を介して小伏在静脈を逆流しているといわれていることからも，逆行性腓腹皮弁でのNAF flapはうっ血の危険性が高いと考えられる。

　ここでは，下腿遠位の組織欠損に対する逆行性腓腹皮弁術の具体的手技を，VAF flapよりも手技的に容易かつ血流に勝るV-NAF flapで解説する。腓腹神経の欠落症状が生じたとしても，足部外側の小範囲に限局する知覚異常のみである。腓腹皮弁の栄養動脈である伴行動脈（浅腓腹動脈）は皮膚へ小枝を多数出すが，腓腹動脈や腓骨動脈の皮膚穿通枝と血管網で交通している。遠位茎（逆行性）の腓腹皮弁は，この血管網に由来する血行が重要であるため，腓骨動脈損傷がある場合には禁忌となる。

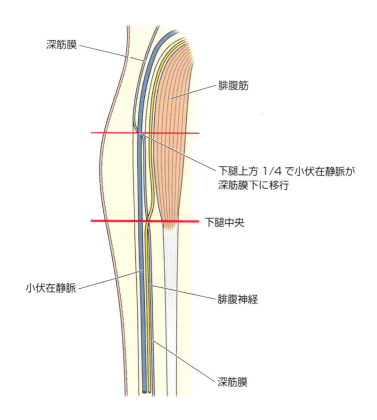

図9 小伏在静脈と腓腹神経の解剖

文献4より改変

2 小伏在静脈の走行を描く

2 および 3 は，手術に先立って，事前にシミュレーションしておくことが望ましい。

まずはじめに，小伏在静脈の走行をできるだけ正確に描くことが重要となる。腹臥位で膝関節軽度屈曲位とし，足関節を背屈させると腓腹筋内外側頭が触知可能である。足関節外果とアキレス腱の中央（外果先端より約5〜6cm近位：浅腓腹動脈と腓骨動脈の穿通枝が交通する最遠位点；pivot point）から腓腹筋内外側頭間の下縁に向かって直線を引き，その点から腓腹筋内外側頭間を上行し膝窩に向かう直線を引く 図10。

この線を基本として，ドップラー聴診器で浅腓腹動脈と小伏在静脈の走行を確認し，修正を加える。

> **NEXUS view**
> 小伏在静脈の解剖学的走行は，基本的には破格が少ないが，ごくまれに下腿遠位で大伏在静脈や深部静脈に合流する破格が存在する。その場合，本皮弁は危険である。
> 事前にドップラーで聴取し，走行を確認しておくことで，皮弁手術に不慣れな術者に精神的安定をもたらし，手術および麻酔時間の短縮にもつながる。

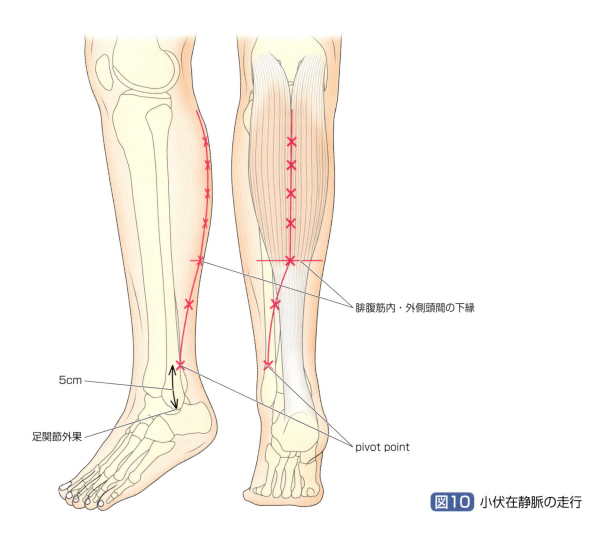

図10 小伏在静脈の走行

3 皮弁のデザイン

2で書いた小伏在静脈の走行が皮島の中心を通るように皮弁をデザインする。

pivot pointから組織欠損部までの距離が茎の長さになるが，皮下トンネルの経路を考慮し，最終的に皮島と茎をどのように誘導するか熟慮し計測する．茎はある程度ゆとりをもたせることが肝要であり，約2cm長くデザインする．皮島も，実際の組織欠損より幅および長さともに約1cm大きくデザインする 図11，図12。

皮島の近位端は，採取後の閉創を考慮し，小伏在静脈の走行に沿って紡錘状にデザインしておくとよい．

> **NEXUS view**
> 皮弁の茎および皮島は約1〜2cm余分にデザインする。
> 茎の長さは，直線距離ではなく，皮下トンネルの経路を考慮し計測する。

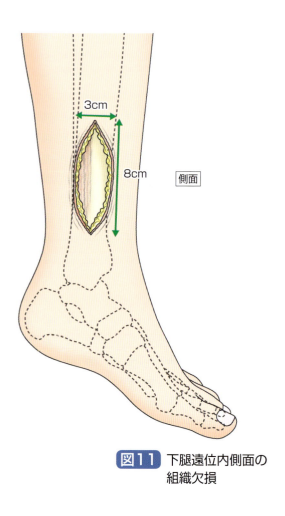

図11 下腿遠位内側面の組織欠損

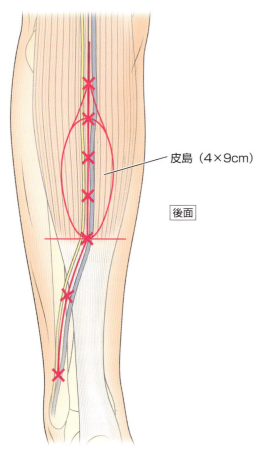

図12 腓腹皮弁のデザイン

4 遠位茎の展開

　遠位茎の展開に先立って皮島近位端を切開し小伏在静脈を同定しデザインを修正する方法もあるが，ドップラー聴診器を用いて走行を確認していれば大きく間違うことはないため，茎の部分を先に展開する手順を解説する。

　デザインに沿って，pivot pointより約1cm近位から皮島遠位端まで皮膚のみ浅く切開する。pivot point周囲の展開は，茎基部の腓骨動脈穿通枝を誤って損傷してしまう危険性があるため，皮弁挙上後に茎のゆとりを確認しながら，皮弁移動のための必要最低限のみ剥離したほうが安全である。浅く切開した皮膚を薄く剥離すると，小伏在静脈および腓腹神経が容易に同定される。茎の部分では小伏在静脈および腓腹神経周囲の皮下脂肪を剥離しないことで，栄養血管となる伴行動脈の損傷を避ける。

　茎の部分は，同定された小伏在静脈および腓腹神経が中心となるように，幅3cmで左右の深筋膜を切開する。皮下脂肪および筋膜を一塊として，茎を深筋膜下で剥離することになる（脂肪筋膜茎，図13）。

　この時点では小伏在静脈および腓腹神経の同定のみ行い，近位から皮弁を挙上していき，最後に茎の部分の深筋膜を切開してもよい。ただし他部位の操作中，茎の部分の皮下組織が筋膜上で剥離してしまわないよう留意しておく必要がある。

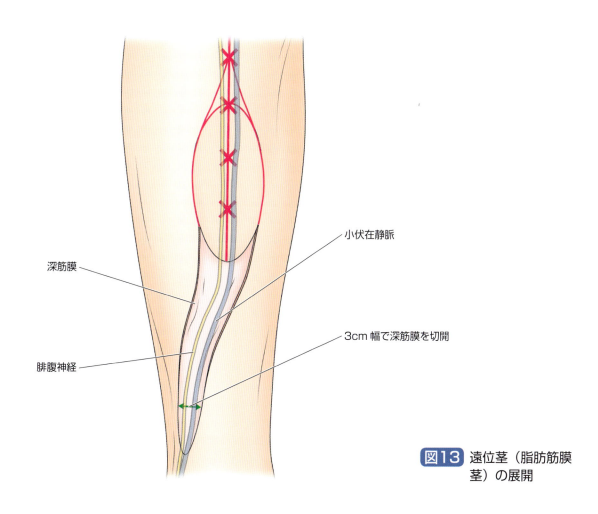

図13 遠位茎（脂肪筋膜茎）の展開

5 皮島近位の展開

　デザインされた皮島近位端を切開し，小伏在静脈を同定する。皮島の高位によって，前述のとおり深筋膜上もしくは下に同定されることになる。この時点で，小伏在静脈が皮島の正中を走行するように，皮弁デザインを修正する。

　皮弁デザインの最終決定後，小伏在静脈を結紮する 図14 。V-NAFの場合，小伏在静脈のさらに深部で腓腹神経を同定し離断することになる。高位にもよるが，下腿上方1/4では腓腹神経は深筋膜から分葉し小伏在静脈を覆っている薄い筋膜の下にあるため，思いのほか深部に位置することに留意しておく。

> **NEXUS view**
> 皮島近位で小伏在静脈を同定した後，皮弁デザインを修正する。
> 　V-NAFの場合，小伏在静脈のさらに深部で腓腹神経を同定するが，腓腹筋の内外側頭間に位置する場合もある。その場合は，深筋膜を貫く高位（下腿1/2）で離断することになる。

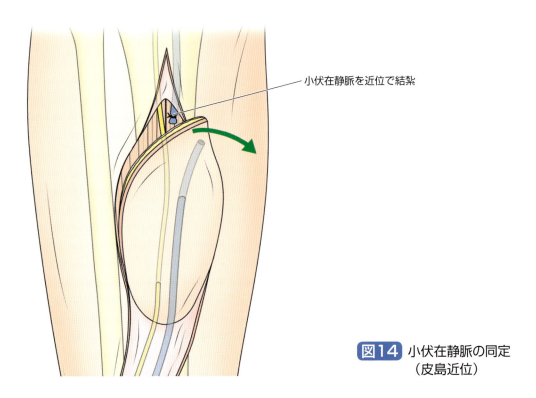

図14 小伏在静脈の同定（皮島近位）

6 皮弁の挙上

　皮島の外側縁もしくは内側縁の皮膚および深筋膜を切開し，下腿上方1/4では筋膜上（深部側）に小伏在静脈を直視しながら，それより下方では筋膜の裏面（表層側）に小伏在静脈を透見しながら皮弁を反対側に挙上していく。V-NAFの場合は腓腹神経も皮弁に含めるよう剥離挙上するが，下腿上方1/4〜1/2では，腓腹神経は小伏在静脈と離れて筋膜上（深部側）を走行することを再度念頭に置いておく 図15。

　デザインされた皮島の反対側まで深筋膜下に十分剥離されれば，反対側の皮島辺縁を切開する。皮島が挙上されれば，近位から遠位に向けて，小伏在静脈および伴行動脈を観察しながら慎重に茎を挙上していく 図16。

> **NEXUS view**
> 皮島を挙上する際，筋膜下に剥離を進める。
> 辺縁の皮膚と筋膜を縫合仮固定しておき，皮膚−筋膜間の分離を防ぐ。
> 筋膜の裏面に透見される小伏在静脈および伴行動脈を確認しながら，遠位茎に向かって慎重に挙上していく。

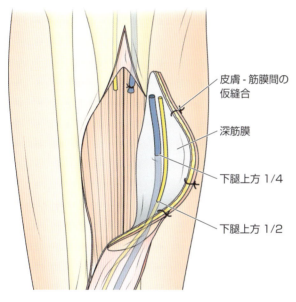
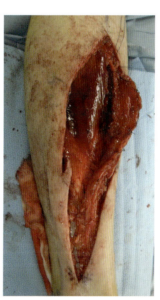

図15 皮島の挙上（外側縁より）

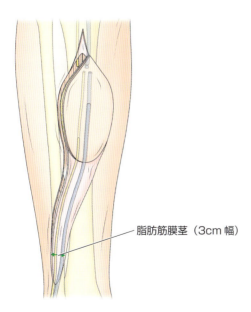
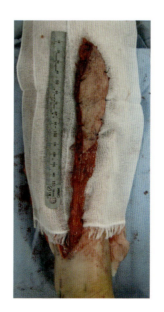

図16 逆行性腓腹皮弁の挙上完了

7 皮弁の縫合

皮下トンネルを作製し，組織欠損部に皮島を移動させる。皮下トンネル部は十分ゆとりがあるよう幅広く剥離する 図17。茎の長さの問題で緊張が目立つ場合は，脂肪筋膜茎をpivot pointまで穿通枝を損傷しないよう慎重に追加剥離する。皮下トンネル内はペンローズドレーンの留置が望ましいが，ドレーンによって茎が圧迫されないよう注意する。

皮島の縫合は，血流障害を生じやすい先端の緊張を緩和する目的に，血管茎を有する基部側から行う。通常の皮膚縫合とは異なり，皮弁術において最優先されるべきは真皮間の治癒ではなく皮弁の生着であるため，過度の緊張は禁物である。特に本皮弁術は，術後うっ血が必発であるため，緩すぎるぐらいの縫合が望ましい 図18。

> **NEXUS view**
> 皮下トンネル内で茎の圧迫が強い場合は，迷わず皮切し，除圧する。茎の上は植皮を行えばよい。
> 皮島の縫合は，とにかく緩く行う。

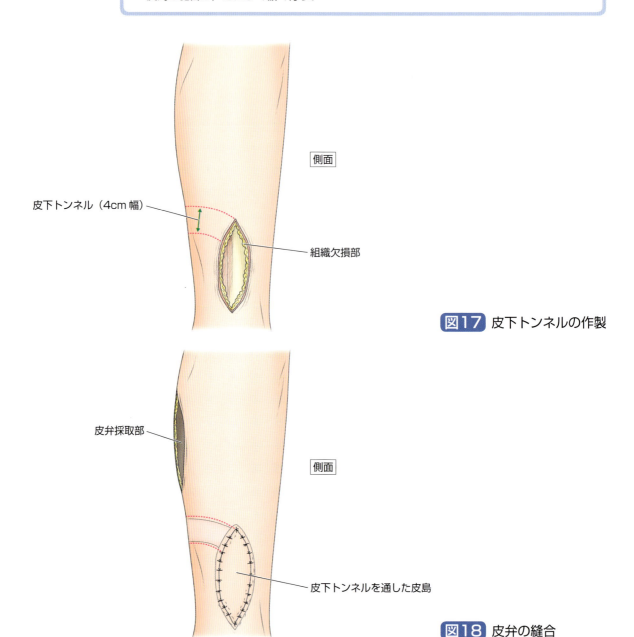

図17 皮下トンネルの作製

図18 皮弁の縫合

8 採取部の閉創

皮弁採取部の一期的閉創が可能な幅は，3〜7cmと報告されている 図19 。閉創による緊張が強すぎると皮弁のうっ血や患肢の血流障害を生じるため，緊張の程度によっては無理に閉創せず皮膚移植を行う 図20 。

> **NEXUS view**
>
> 大きな皮島を採取する必要がある場合には，皮膚移植のための採皮部（同側大腿部など）も消毒しておく。

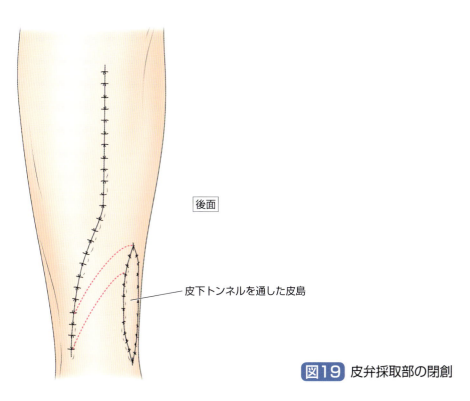

図19 皮弁採取部の閉創

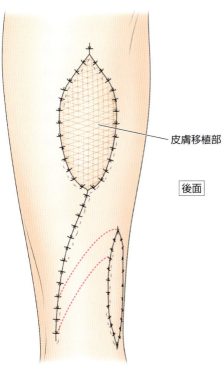

図20 皮弁採取部の植皮

9 術後管理と術後合併症

外固定
移植部が足関節可動部におよぶ場合は，外固定を行う。

血行不良
適切な手技で皮弁採取できれば，術中に皮島辺縁の良好な血行が確認できる。しかし茎の過牽引や皮下トンネル部での圧迫などにより，皮弁固定後に皮島の蒼白化が観察される場合は，茎や皮下トンネルの剥離を追加する。高齢者や術直後より皮弁血行が不良な症例は，術後約1週間のプロスタグランジンE1製剤投与（60μg×2／日）を行う。

うっ血
本皮弁の術後早期は，少なからずうっ血を示す。対策として，術後の患肢挙上を徹底する。うっ血による浮腫で皮島部分が肥大し，縫合部の緊張が強くなってしまった場合，部分的に抜糸し緊張を緩和させる必要がある。皮下トンネル部分を皮切し，茎の圧迫を解除する場合もある。

表層壊死
血行不良やうっ血の結果として皮島辺縁の表層壊死が生じた場合は，皮弁の生着（約1週間）を待って，デブリドマンと皮膚移植を行う。

感染
本皮弁は比較的高い感染率が報告されている。手技が簡便である一方，筋弁やその他の皮弁（順行性皮弁，動脈皮弁，遊離皮弁）と比較して血行が不足しているためと考えられる。感染に対しては洗浄およびデブリドマンを行うことになるが，皮島の裏をデブリドマンする際に茎を損傷しないよう注意する。

文献

1) Lang J, Wachsmuth W. ランツ下肢臨床解剖学. 医学書院, 1979, p301-332.
2) 平瀬雄一. 下腿前面再建. やさしい皮弁－皮弁手術のベーシックテクニック－. 克誠堂出版, 2009, p284-291.
3) Donski PK, Foqdestam I. Distally based fasciocutaneous flap from the sural region. A preliminary report. Scand J Plast Reconstr Surg 1983; 17: 191-6
4) Nakajima H, Imanishi N, Fukuzumi S, et al. Accompanying arteries of the lesser saphenous vein and sural nerve: anatomic study and its clinical applications. Plast Reconstr Surg 1999; 103: 104-120
5) 金谷文則. 下腿の開放骨折に対する皮弁形成術（VAF flap, V-NAF flap）. OS NOW Instruction No.3, メジカルビュー社, 2007, p145-154.

III 骨折・外傷治療で困ったときに

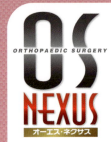

III. 骨折・外傷治療で困ったときに

膝・下腿の骨折・外傷における DCO (damage control orthopedics)

帝京大学医学部附属病院外傷センター　黒住　健人

Introduction

damage control orthopedics（DCO）とは整形外科領域におけるdamage control surgery（DCS）である。DCSは，腹部鈍的外傷において大血管損傷と内臓損傷を合併している場合にまず止血と汚染を防ぐ手術を行い，集中治療室治療を行った後に最終的な手術を行うことであり，その適応は外傷死の三徴（deadly triad：低体温，代謝性アシドーシス，凝固異常）を呈する症例とされた[1]。

よってDCOは，骨折に対する最終的内固定の手術侵襲が大きいと予想される場合，急性期は創外固定などを行い，全身や局所状態の改善を待って最終的内固定を行うことを意味する。ただしその判断を求められる症例は重症外傷であり，DCOに明確な基準がない現状（後述）においては，しかるべき指導医のもと症例が集約された施設での研修を通してその適応を学ぶ必要がある。自施設での対応が困難と考えられる場合には転院搬送を判断すべきであり，DCOが創外固定を装着するための口実となってはならない。

術前情報

●適応と禁忌

適応は，生命への影響すなわち重篤な合併損傷のために血圧が不安定，もしくは出血傾向を認める場合など（狭義のDCO）と，軟部組織の損傷が重篤で最終的内固定が時期として不適切な場合（広義のDCO, Damage control for the extremity；DCEx）である[1]。生命が危機的状況の最重症症例では，手術そのものが禁忌となる場合がある。

●麻酔

麻酔法は，損傷部位や全身状態により選択される。狭義のDCOが適応とされる場合には麻酔自体が制限されるが，全身状態の管理の意味から全身麻酔が選択される場合が多い。DCExの場合には，通常の整形外科手術と同様に考えてよい。

●体位

狭義のDCOが適応となる場合には，全身管理の視点からも仰臥位での手術が望ましい。血管損傷や穿通性外傷などの特殊な状況では，その他の体位を選択する場合もある。

手術進行

1	全身状態，軟部組織状態の把握
2	一時的固定法の選択
3	創外固定装着
4	最終的内固定手術までの待機法

DCOの歴史

❶今から行う手術は狭義のDCOか，DCExなのか？
❷引き続き行われる手術では，軟部に対してどのような展開が必要なのか？
❸骨に対する最終的内固定は，何を行うのか？

手術手技

1 全身状態，軟部組織状態の把握

　全身状態としては，外傷死の三徴（deadly triad：低体温，代謝性アシドーシス，凝固異常）の有無，血圧管理を要する重症頭部外傷や胸部外傷の有無を，救急医，集中治療医，関連各科と十分協議し把握する．最重症，もしくは通常の手術が行える全身状態との境界域（borderline）と考えられる場合には狭義のDCOの適応とする．さらに急性期にすべての手術で6時間を超えるような場合にも狭義のDCOの適応とする．

　軟部組織状態が問題となるのは開放骨折，もしくは高エネルギー外傷の関節近傍骨折，特に脛骨プラトー骨折と脛骨天蓋骨折である．関節近傍骨折では固定法としてプレートを用いる必要性が高いが，一方この部位は軟部組織の被覆が薄く即時内固定による軟部組織の問題とそれに伴う高い感染率が報告されている[1,2]．即時内内固定を行うと軟部組織に問題が生じると判断される場合にはDCExの適応となる．

　上記状況でDCOの適応と判断した場合に一時的固定法の選択に移る．

> **NEXUS view**
>
> わが国の現状において無視できないのが，術者・手術室・麻酔科の都合，内固定材料の用意ができないなどの理由で手術計画が十分に立てられず，結果として一時的固定の適応とならざるを得ない場合があることである．この状況は上述の狭義のDCO，DCExの範疇には入らないが，予定外，時間外の手術では予期せぬ合併症を生じる危険性が高いとも報告されていることなどからDCOに含めるという考え方もある[1]．

2 一時的固定法の選択

　一般に早期固定の意義は，軟部組織のさらなる損傷を予防し痛みのコントロールすることで早期運動を可能にすることである．狭義のDCOの適応症例においては，そこにさらに炎症性サイトカインを押さえるという目的が加わる[1]．狭義のDCOの適応であっても，適切な全身管理を行えば短期間で最終的内固定が可能であると判断される場合には，初期に必ずしも創外固定は必要でなく副子固定や直達牽引でも待機可能との報告もある[3]．しかし実際には待機期間の予測が困難で，創外固定の適応となる症例が多い．

3 創外固定装着

　創外固定の一般論として，軟部組織損傷の部位とそれに続く軟部組織再建の方法，骨折型と骨に対する最終的内固定法を最初によく考えてからピンの刺入位置を決める必要がある。骨折部周囲にピン刺入を行わず周囲を広く開けておくのが理想であるが，一定の固定性を保つためには近位と遠位のピン間隔を近づけたほうがよく，DCOの場合はこの相反することを同時に達成する必要がある。

近位部骨折

　下腿において創外固定を一時的に用いる場合，骨折の部位により大きく3つに分けて考えるとよい 図1 。脛骨プラトー骨折などの脛骨近位部に骨折がある場合には，近位のピンを大腿骨前外側に，遠位のピンを骨幹部前内側に入れることとなる。しかしこの固定は関節を超えての固定であり，中間骨片は軟部組織の緊張によってのみ支えられているため十分な固定性が得られないという問題点がある。不安定性が強いと判断すれば，中間骨片への追加の固定も考慮するべきである。

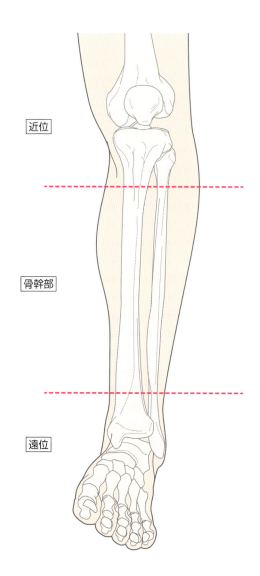

図1 骨折部位

下腿を近位，骨幹部，遠位の3つの部位に分けて考える。

骨幹部骨折

脛骨骨幹部においては，開放創などの軟部組織損傷が前内側に位置することが多く，脛骨粗面に直交する前内側からピンを刺入すると後の軟部組織の操作が困難となる。このため，脛骨骨幹部に刺入するピンは前後方向入れることを心がける 図2。

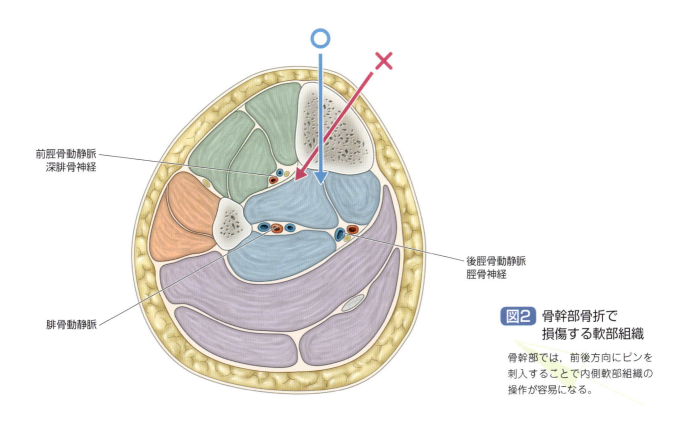

前脛骨動静脈
深腓骨神経

後脛骨動静脈
脛骨神経

腓骨動静脈

図2 骨幹部骨折で損傷する軟部組織

骨幹部では，前後方向にピンを刺入することで内側軟部組織の操作が容易になる。

●遠位部骨折

　脛骨天蓋骨折などの脛骨遠位部に骨折がある場合には，遠位のピンを足部のいずれかの部位に入れる必要がある．足関節の前方や内外側への展開が必要な場合には，踵骨の後方よりピンを入れる方法が有用である 図3 [4]．一時的固定を行い，最終的内固定を待機している間は三角形 図4a に組んでおけば固定性が保たれ，手術時に足関節内外側の展開が必要な場合には適宜組み替えればよい 図4b ．

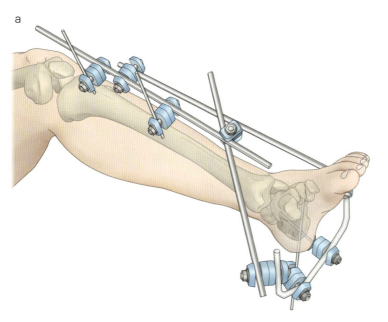

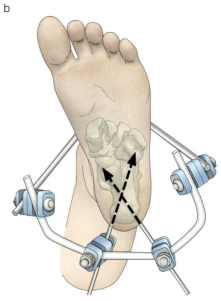

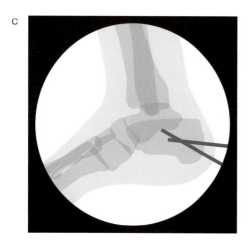

図3　足関節を超えて足部にピンを刺入する場合

a：側面での概観
b：足底からの概観
矢印の方向にピンを刺入する．
c：X線側面像

膝・下腿の骨折・外傷におけるDCO（damage control orthopedics）

NEXUS view

　最終的内固定として髄内釘を使用する場合には，近位のピンを 図5 のように入れることで髄内釘の刺入部を確保できる。遠位のピンを 図3 のように足部に入れておけば，創外固定を外さずに髄内釘の挿入が可能である。ただし，この場合には，近位と遠位のピンの距離が長いうえに足関節を超えての固定となるため，骨折部での不安定性は強くなる。固定性が不十分な場合には，中間骨片に追加のピンを刺入するなどの固定性を増す対処が必要となる。

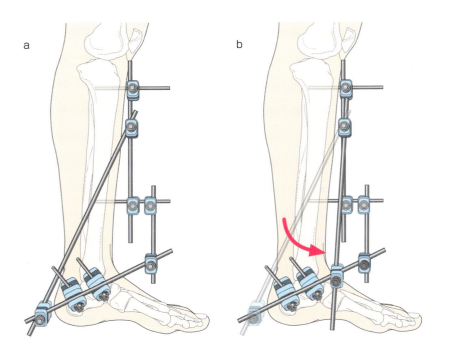

図4 待機時の創外固定

待機期間はaのように組んでおき，手術時に適宜bのように組み替えることができる。

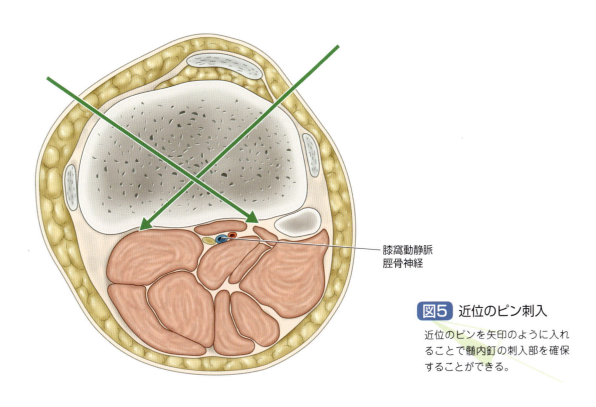

膝窩動静脈
脛骨神経

図5 近位のピン刺入

近位のピンを矢印のように入れることで髄内釘の刺入部を確保することができる。

4 最終的内固定手術までの待機法

　最終的手術まで待機する場合，腫脹軽減の目的で創外固定の背側をやや長くして組み，下肢の挙上を保ち腓腹部を浮かせるようにした"kick step"の併用が試みられている。この方法に関する有効性を検討したレベルの高い報告はないが，おおむね良好であるとの印象を持っている臨床家は多い。

　次に，待機期間に必ず行わなければならないのがピン刺入部の頻繁な観察と定期的な洗浄である。ピン刺入部よりの感染は，DCOの最も大きな問題点でもある。創外固定装着が短期の場合には問題とならないが，長期におよぶ場合にはピン刺入部の感染により最終的内固定への変更時期を逸することもあり，創外固定を最終固定としたことにより短縮や変形治癒の原因となる可能性もある。創外固定から内固定への変更は，全身状態もしくは軟部組織状態が落ち着けばできるだけ早く行うべきであるが，近年の報告では10日未満に行うことが推奨されている[5]。

> **NEXUS view**
>
> "kick step"を大きく作りすぎると，むしろ体位変換を妨げることとなり肺合併症の原因となることもある。狭義のDCOの場合には，簡易でかさばらない"kick step"を装着するように心がける。

DCOの歴史

手術待機の時代

　1970年代まで，大腿骨の内固定は手術侵襲が大きくまたその固定は生命予後に寄与しないとされ，手術侵襲による全身状態の悪化を懸念し牽引で待機し全身状態の改善を待って内固定が行われていた。しかし，重篤な合併症として脂肪塞栓症候群（fat embolism syndrome；FES）や急性呼吸窮迫症候群（acute respiratory distress syndrome；ARDS）を発症することがあったため，早期の骨折固定でFESやARDSの発症が減少すると報告されるようになった（1977年Riska EB，1983年Talucci RC，1985年Johnson KD）。

早期手術の幕開け

　1989年，Bone LBは大腿骨骨折固定時期のランダム化比較試験を行い，多発外傷においては24時間以内の早期固定のほうが，48時間以降の非早期固定群に比べて呼吸器合併症が少なく入院期間が短縮し医療費が軽減されるとした。

　1994年，Boneは引き続き多発外傷を伴う骨折に対する早期固定と死亡率の関係に注目し多施設研究で行った。この研究は後向き研究であること，固定法として髄内釘・創外固定・プレートが混在していること，コントロール群の中にも早期固定例が含まれている可能性が高いことなどから死亡率に関する高いエビデンスにはならないと考えられたが，early total care（ETC）を命名したという意味では貴重な論文となった。ここでいうETCとは，筋骨格系の早期固定を含む全ての損傷を総合的に早期治療することである。早期固定とは，脊椎・骨盤・大腿骨・脛骨の骨折に対して内固定あるいは創外固定を用いて安定化させることであり，24時間以内の早期髄内釘を意味するわけではなかった。

1998年，Boneはさらに胸部外傷を伴う大腿骨骨折に関して，多発外傷に伴う大腿骨骨折は24時間以内に固定すべきという論文を出した．いずれにせよ，多発外傷における早期固定は一般的となり，骨折の安定化によりFESが減少し，体位変換が可能なために肺合併症が減少し，関節可動域訓練も可能なために静脈血栓塞栓症の予防にもつながり，結果として早期退院へつながることとなった．

DCOの登場

　一方，1993年Pape HCは肺損傷を伴う多発外傷において即時大腿骨髄内釘はARDSを引き起こすと報告し，胸部外傷合併例に対する多発外傷治療に一石を投じた．しかしこの段階では，リーミングもしくは髄内釘のどちらに問題があるのかは明らかにされておらず，後にこの論文には多数の反対意見が述べられることとなった（1994年Charash WE，1997年Bosse MJ）．2002年，Papeは"ETC vs DCO"という位置づけでDCOの適応を定義した．しかしこの論文は，先にBoneが述べたETCと異なりETCを即時髄内釘としたことでETCという言葉の混乱を引き起こすこととなった．

DCOの現在

　DCOの現在の考え方は，外傷により起こった侵襲に手術による侵襲（second hit）を加えないようにするというもの（1997年Nast-Kolb D，2000年Pape HC）で，全身状態への影響を考慮し長時間の手術は行わず段階的な手術を選択するというものである．一般的には，骨折の治療に創外固定が用いられてきた．しかし，近年DCOそのものの必要性に疑問を呈する報告も多くみられるようになってきており（2009年Giannoudis PV，2009年O'Toole RV，2012年Nahm NJ），The Eastern Association for the Surgery of Trauma（EAST）のガイドラインでも多発外傷患者の早期長管骨固定が望ましいとされている．今後新たな概念が提唱され，適切な手術時期が見直されるかもしれない．

文献

1) Crist BD, Ferguson T, et al: Surgical Timing of Treating Injured Extremities. An Evolving Concept of Urgency. J Bone Joint Surg Am 2012; 94: 1515-24.
2) Boraiah S, Kemp TJ, et al. Outcome following open reduction and internal fixation of open pilon fractures. J Bone Joint Surg Am 2010; 92: 346-52.
3) Scannell BP, Waldrop NE, et al. Skeletal traction versus external fixation in the initial temporization of femoral shaft fractures in severely injured patients. J Trauma 2010; 68: 633-40.
4) Ziran BH, Morrison T, et al. A New ankle spanning fixator construct for distal tibia fractures: Optimizing visualization, minimizing pin problems, and protecting the heel. J Orthop Trauma 2013; 27: e45-9.
5) Melvin JS, et al: Open Tibial Shaft Fractures: II. Definitive Management and Limb Salvage. J Am Acad Orthop Surg 2010; 18: 108-117.

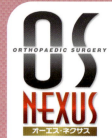

III. 骨折・外傷治療で困ったときに

膝・下腿の骨折・外傷に頻用する創外固定

長崎大学病院外傷センター　福島　達也
長崎大学病院外傷センター　宮本　俊之
長崎大学病院外傷センター　田口　憲士

Introduction

術前情報

下腿骨折に対する創外固定の活用法はさまざまで，初期固定及び最終固定としての骨折治療，感染や骨折後変形矯正治療など多岐にわたる。新鮮骨折に対しての創外固定治療は内固定を前提とした初期治療に用いることがstandardで頻用される。

ここでは膝・下腿・足関節に対する初期創外固定法を中心に述べるとともに最終固定としての創外固定の使用についても述べる。

●適応

高エネルギー外傷，重度軟部組織障害合併骨折などが絶対的な適応となる。一期的内固定が可能な場合や低エネルギー外傷で待機手術が可能な場合は必ずしも必要ない。

●禁忌

手術自体が行えない患者以外基本的に禁忌はない。ただし年齢や元々のADL等を考慮し，症例に応じて保存治療や切断術等の選択肢を考慮すべき症例もある。

●麻酔

全身麻酔，脊椎麻酔いずれでも可能であるが，合併損傷や全身状態等の問題で短時間での手術が困難な場合，体位の問題，術中急変の可能性などを考慮すると全身麻酔で行うことが望ましいことが多い。

●体位

基本的に仰臥位で行う。膝や踵下などに枕などを挿入することで整復位が得やすい場合がある。

手術進行

1. 創外固定の原理を知る
2. 基本的な手技
3. 初期固定としての創外固定
　　（それぞれの部位について）
　●膝関節周囲の創外固定
　●下腿骨幹部の創外固定
　●下腿遠位部，足関節の創外固定
4. 最終固定としての創外固定
5. 治療のタイミングについて

❶ 創外固定の原理を理解して用いる。ピンの長さや間隔，安全領域等を理解する。
❷ 最終固定をイメージした創外固定設置を心がける。内固定時の皮切やスクリュー挿入，皮弁形成などの軟部組織再建時に問題にならない位置に創外固定ピンを刺入する。
❸ 初期治療から最終固定までの一連の治療の流れ，時期などを考慮する。内固定が困難な症例にはリング型創外固定が有用である。

手術手技

1 創外固定の原理

整復位を保持するために十分な強度を要し，正しく安全に装着する必要がある。基本的に主骨片に2本以上のピンを挿入し固定する。

強度が増す条件

図1，図2に述べる。

安全領域・刺入部位について

主要な神経，血管，筋，腱を避けるべく解剖を熟知して安全領域にピンを設置する。

骨折部に近い方が強度は増すが，軟部組織の状況を見極める。挫滅創や開放創，血腫（zone of injury）を避けて刺入する必要がある。

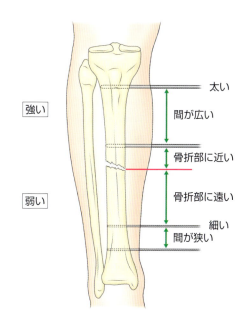

NEXUS view

主要な神経・血管・腱を避けた解剖学的に安全な領域にピンを設置する（大腿であれば前方〜外側，下腿であれば前内側・前外側部など）。通常は骨折部より3cm以上離して挿入するが，挫滅創，開放創，血腫など，zone of injuryを避けるために骨折部より十分な距離をとって挿入せざるを得ない場合もある。骨折部から遠いと強度は弱くなるが，初期固定に耐えうる固定力があれば十分であると認識する。

図1 ピンについて

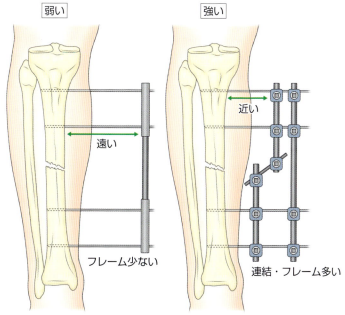

図2 バーについて

皮膚に近い（近くしすぎて皮膚障害を起こさないよう注意）ほうが強い。
連結は1本より2本が強い。
フレームが1面より2面が強い。

NEXUS view

できるだけ最終固定時の皮切やスクリュー挿入部，軟部組織再建に支障のない位置に刺入するよう心がける。また局所陰圧閉鎖療法を行う場合は開放創からある程度離してピンを挿入する 図3 。

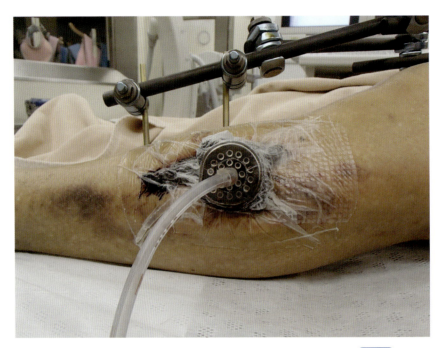

図3 安全領域・刺入部位について
開放骨折の場合zone of injury，局所陰圧閉鎖療法使用時のmarginも考慮する。

2 創外固定の基本手技

ピンの打ち方

大腿・下腿には5mmか6mmのピンを使用し，触診で骨を触れて刺入部位を決定する。下腿は判断しやすいが，大腿部は厚い皮下や筋組織で正確にわかりづらいことがある。その場合は透視やカテラン針を骨に当て刺入部位を確認する。

皮切は10mm程度の縦切開で行い，骨まで鈍的剥離して軟部組織を巻き込まないようにガイドスリーブを用いる。セルフドリルのピンを用いる場合はパワードリルで挿入可能だが，慎重を期する場合は手前のみドリルしてピンを手回しで挿入するとより安全である 図4 。特に下肢長管骨の場合は熱損傷防止のため基本的にプレドリルは行うようにしている。適切な位置にドリルしないとピンの固定力不足や深く刺しすぎることがあるので注意する 図5 。貫通ピンの場合は対側皮質骨および皮膚を貫いて固定する。

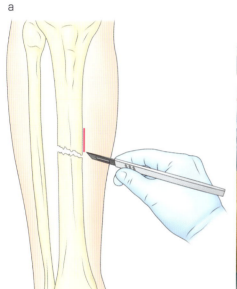
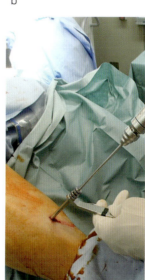
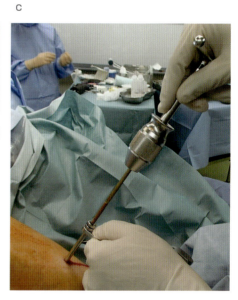

図4 ピンの打ち方
a：皮切
b：ドリル
c：ピン挿入

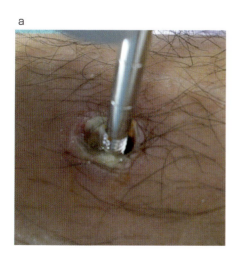
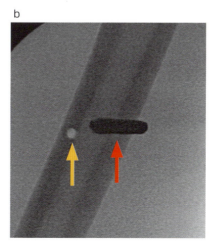

図5 ピン挿入時の注意点
a：熱損傷によるゆるみ，感染
b：不適切な刺入位置（黄矢印）
　適切な刺入ピン（赤矢印）
抵抗を2回感じないときはおかしい。

整復固定

骨軟部組織欠損がある場合は短縮固定することもあるが，基本的には骨長を整え，ある程度の整復保持による骨軟部組織保護を主目的とする。下肢の初期整復固定にはモジュラー式創外固定が有用で，骨幹部・関節内骨折ともすべての部位に整復・架橋・安定化ができる利点がある。

> **NEXUS view**
>
> **モジュラー式整復手技 図6**
> 近位と遠位主骨片に2本のピンを挿入し，ユニバーサルクランプでバーに固定しておく。間接的整復を行った状態ですぐに助手に3本目のバーをチューブクランプで固定してもらうと簡便で整復保持時間が短くてすむ（Z-frame）。強度を増したいときはその後に新たなバーを追加していく。

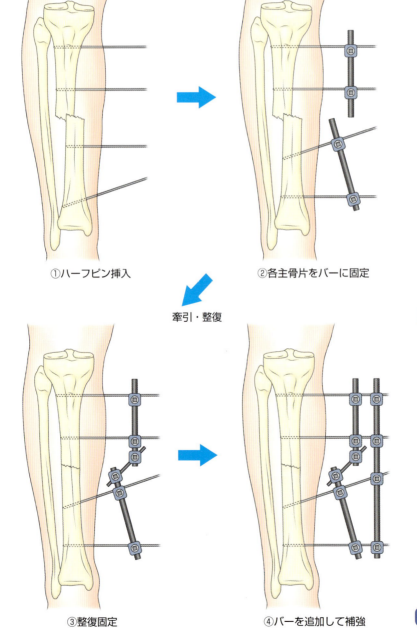

①ハーフピン挿入　②各主骨片をバーに固定

牽引・整復

③整復固定　④バーを追加して補強

> **NEXUS view**
>
> 患肢を長軸方向に牽引かけながら整復するが，外観である程度判断しながら大まかに整復し，短時間の透視で確認して固定する。初期固定時は厳密な整復は必要なく，短縮を取り，大まかに回旋や骨alignmentを整えた状態で固定する。あくまでも初期固定による軟部組織を保護することが重要であると認識し，多少の側方転位は許容される。

図6 整復固定

3 初期固定としての創外固定（各部位に応じて）

膝関節周囲骨折（大腿骨遠位・脛骨近位）

　膝関節周囲骨折に対しては膝関節を架橋して固定する。大腿刺入部は大腿中央から遠位骨幹部になるが，後方から内側にかけて重要な神経血管束があるため，前方から外側にかけての刺入が安全である。前方からの刺入は比較的簡便で透視確認も行いやすく，短期留置の場合は特に問題ない 図7 。下腿については脛骨近位から中央部に挿入するが，通常は前内側から内側部の間で挿入する。

　しかし，最終固定の際に内側プレート使用する場合は前方からのピン刺入が内固定時に利用可能となる 図8 。この場合脛骨稜付近から挿入することになるが，外側に滑っての筋損傷，厚い皮質骨部挿入による熱壊死に注意する。

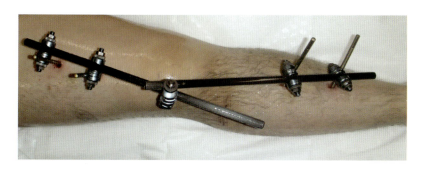

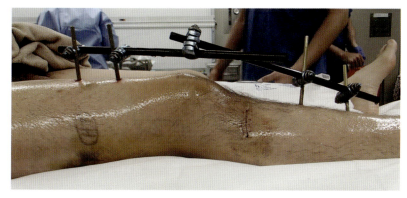

図7　膝関節架橋固定
大腿前方ピン，脛骨前内側ピン

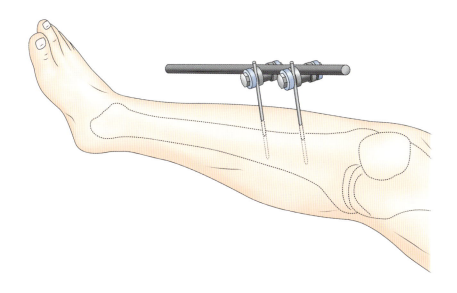

図8　脛骨前方ピン

下腿骨幹部骨折

脛骨近位ピン設置については前述の通りで，遠位ピン設置については前方から内側の間で挿入するが，遠位にいくほど前方からの刺入は避けるべきである。またこの部位の骨折は内固定に髄内釘を用いる場合が多く，近位のピンを脛骨近位内側後方部より挿入することで髄内釘刺入部と干渉せず，最終固定時の整復に利用したり，遠位のピンを髄内釘横止めスクリュー挿入部と干渉しないように挿入するといった工夫が有用である 図9 。

また，分節骨折の場合，可能なら1本でも分節骨片に挿入した方が骨折部は安定する。

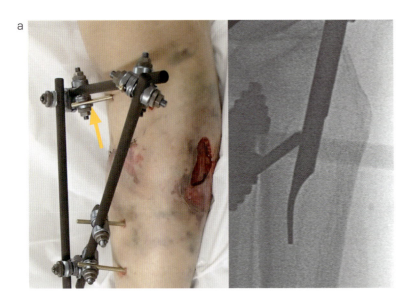

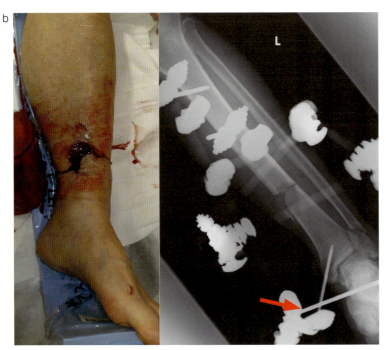

図9 下腿骨幹部骨折
a：脛骨後内側ピン（黄矢印）
b：Zone of injury，髄内釘横止め部を避ける（赤矢印）。

下腿遠位部・足関節骨折 図10

　この部位での創外固定は足関節を架橋する固定となることが多い。遠位は通常踵骨や距骨にピン刺入するが，踵骨では貫通ピンが有用である。比較的簡便でフレームも2面で組むことができ，固定力も増す。重度pillon骨折など骨軟部組織の安定化をより強固にしたい場合は中足骨や足根骨にも挿入して中足部の固定も行う必要がある。

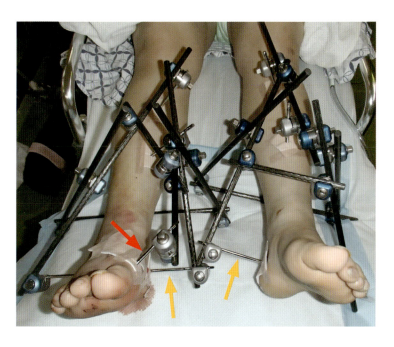

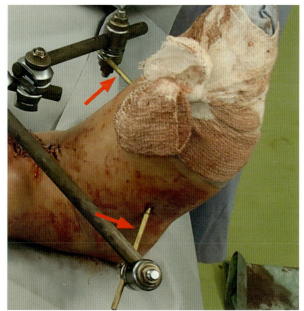

図10　下腿遠位部・足関節骨折

踵骨貫通ピン（黄矢印）
中足骨ピン（赤矢印）

4 Definitive fixationとしての創外固定（リング型創外固定）

準備

消毒法は創外固定のコネクター部まで十分に消毒できるように滅菌したスプレーを用いて消毒するようにしている。また初期固定に利用したハーフピンをそのままリング型に利用することもある。

創外固定の選択

最終固定にはIlizarov創外固定，Taylor spatial frame（TSF），Truelokなどのリング型の創外固定を用いる。現在内固定材料や骨軟部組織再建法の向上により新鮮骨折に使用する頻度は以前より減少傾向にあるが，合併症や重度骨軟部組織障害など内固定困難な症例には非常に有用である。

手術法

・ワイヤー挿入 図11

ワイヤーはしなりやすいため生理食塩水に浸したガーゼでワイヤーを保持しながら，貫通させる部位に向かって挿入すると正確な方向に挿入しやすい。また刺入部のみでなく貫通部の軟部組織にも留意する必要がある。対側皮質骨貫通後はハンマーで叩いて皮膚外に出すことで血管・神経束の巻き込みを避けるようにする。オリーブワイヤーの使用の場合は皮膚や皮下組織をきちんと剥離しておく必要がある。

・ピン挿入 図12

基本的には初期固定時記載同様であるが，リングにストレスをかけないように挿入することが重要である。また，なるべく2本のピンやワイヤーを直行するように打つと固定力が増す。

・リングの設置

リングは骨軸に垂直に設置したほうが組みやすく，整復もしやすい。まず正面像にて骨軸に垂直にreference wireを刺入してリングと設置し 図13，2本目のワイヤーやピンを側面像でリングが垂直になる位置で挿入することで正確な設置が可能となる。

1枚のリングには最低でも2本以上のワイヤーやピンを挿入し，1つの骨片に2枚以上のリングを設置するのが基本である。しかし関節近傍骨折では1枚しかリングが設置できないこともあり，その場合は関節を架橋してリングを追加したり，多くのワイヤーやピンを挿入して強度をあげる工夫が必要である 図14。

膝・下腿の骨折・外傷に頻用する創外固定

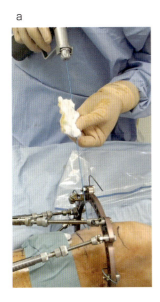
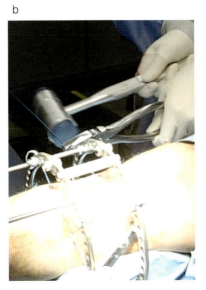
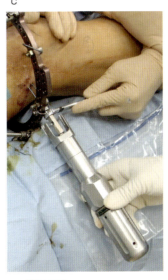

図11 ワイヤーの挿入
a：しなりに注意し，生食ガーゼで保持する。
b：対側の軟部組織はハンマーで貫く。
c：テンションをかける。

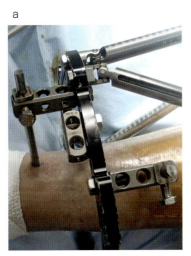
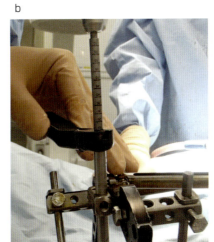
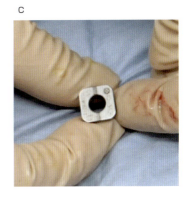
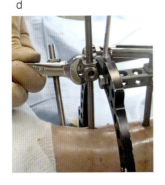
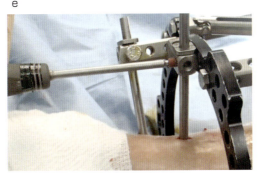
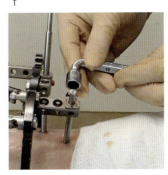

図12 ハーフピンの挿入
a：ランチョキューブをリングに設置する。　d：ハーフピン挿入
b：スリーブを用いてドリリング　　　　　　e, f：ハーフピン固定
c：センターリングスリーブ

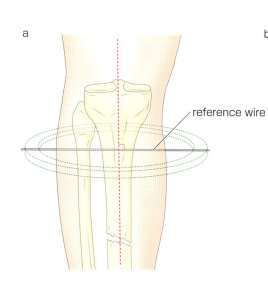
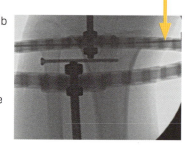
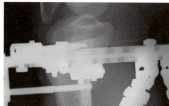

図13 reference ringの設置

a：reference wire挿入
b：reference ring設置
reference wire（黄矢印）
正面像で骨軸に垂直に挿入。次に側面像でリング垂直にして固定する。

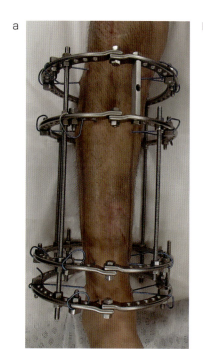
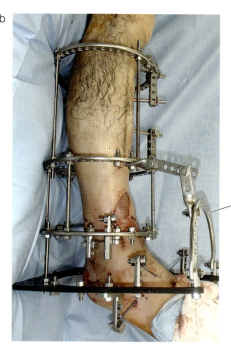

図14 リングの設置

a：基本は主骨片に2枚使用。
b：足関節内骨折の場合はfoot ringを用いる。

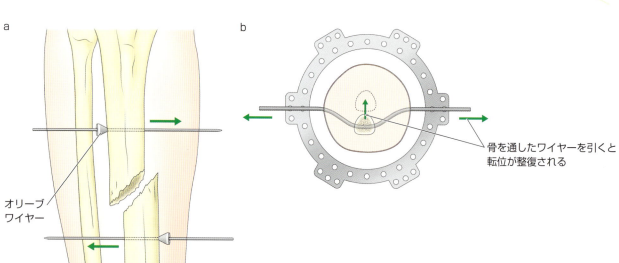

図15 側方・角状転位の整復

a：オリーブワイヤーによる整復
b：arched wire techniqueによる整復

整復

短縮に対しては創外固定を用いた牽引をかけることが有用で，関節内骨折にはligamentotaxisを用いてある程度の整復位が得られる。側方・角状転位にはオリーブワイヤー，arched wire techniqueなどによる整復が有用である 図15。

> **NEXUS view**
>
> 関節内骨折に対してはligamentotaxisによる整復にも限界があり，軟部組織への侵襲を考慮しながら小侵襲での内固定（limited open reduction）やスクリュー固定との併用が有用である 図16，図17。

後療法

長期固定になるとピン周囲の感染は比較的多くみられるので注意する。痂皮を作らないように早期にシャワー浴としている。深部感染になる危険性があるときは抜去や入れ替えが必要となる場合もある

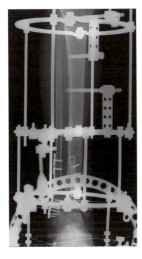
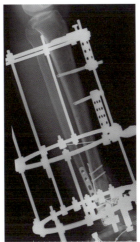
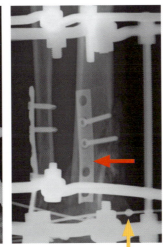

図16 リング型創外固定
オリーブワイヤーによる骨片圧迫（黄矢印）。
軟部組織損傷のない後方plate併用（赤矢印）。

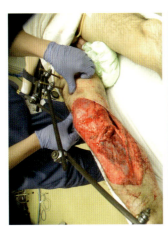
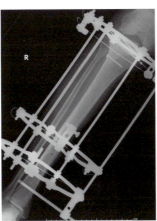
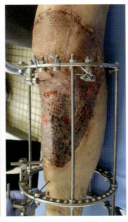

図17 リング型創外固定
広範囲軟部組織欠損のためリング型創外固定使用。
脛骨近位部は関節内骨折をlag screw固定し，multiple wireによる1枚リング固定としている。

5 治療のタイミング

基本的に創外固定はtemporary fixationとして用いることをfirst choiceとすべきである。初期治療の段階である程度の方針を決め，最終固定をイメージして設置し，軟部組織の状態や全身状態に応じてタイミングを見計らって次の治療を行うのが重要である。できれば2週間以内（遅くとも3週間）の内固定へのconversionを目指すべきである。

また，軟部組織欠損症例で骨軟部組織再建が必要な症例はより早期の治療が必要で，1週間以内（遅くとも2週間）の再建を目指すべきである。しかし全身状態や軟部組織の問題等で早期内固定へのconversionが困難な症例や感染のリスクが高い症例などにはリング型創外固定での最終固定が有用となる。

リング型創外固定については骨癒合状況をみて外す。2～3カ月程度を目安に創外固定を外すが，骨延長やbone transportをした場合は長くなる。また，軟部組織の状態が落ち着けば，内固定に変更することもある。外す目安として，X線やCT撮影のほかにリング型創外固定のリング間を緩めて骨折部の安定性を確認することも有用である。

> **NEXUS view**
> 局所所見としては腫脹減退して皺が出てくるwrinkle signを指標に手術時期を検討するとよい 図18。

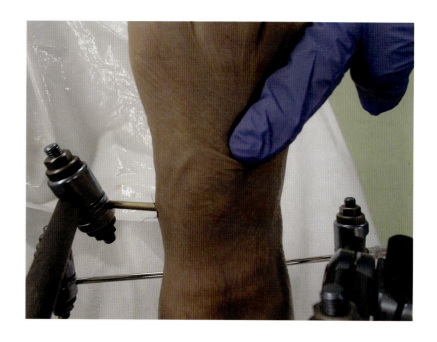

図18 wrinkle sign

文献

1) Giannoudis PV, Giannoudi M, Stavlas P. Damage control orthopaedics: lessons learned. Injury 2009; 40 : S47-52.
2) 土田芳彦．ダメージコントロールオルソペディックス（DCO）としての創外固定．岩本幸英編．OS NOW Instruction 26. 東京：メジカルビュー社; 2013. 70-80.
3) Siebenrock KA, Schillig B, Jakob RP. Treatment of complex tibial shaft fractures. Arguments for early secondary intramedullary nailing. Clin Orthop 1993; 290: 269-74.
4) Wyrsch B, McFerran MA, McAndrew M, et al. Oprative treatment of fractures of the tibial plafond. A randomized, prospectivw study. J Bone Joint Surg Am 1996; 78: 1646-57.

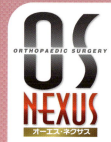

III. 骨折・外傷治療で困ったときに

膝・下腿の骨折・外傷で起こる骨欠損に対する手術（骨移植，Masquelet法）

岡山大学病院整形外科　野田　知之

Introduction

術前情報

●適応と禁忌

・適応

　近年注目されているMasquelet法は2003年にMasqueletが感染性偽関節なども含めた骨欠損部の再建法として，5～25cmの骨欠損35症例の治療成績を報告したのが始まりで，①壊死組織など十分に郭清し同部にPMMAセメントスペーサーを挿入，②6～8週後にセメント除去後，形成されたinduced membraneを温存し海綿骨を移植する，という2stageに分けて行う骨移植法である[1～5]。基本的に関節面を除くすべての骨欠損部（部分欠損も含む）の再建に適応できる。

・禁忌

　欠損部が良好な軟部組織で被覆されている必要があり，軟部組織欠損例では本法に先立って遊離筋皮弁などによる被覆が不可欠である。また対応可能な骨欠損量は採取可能な自家海綿骨量に左右される。さらに感染沈静化が得られていない症例も最終手術の禁忌対象である。

●麻酔

　全身麻酔または腰椎麻酔。創外固定や内固定併用の手術時間を勘案する必要があり，時間的余裕をみると全身麻酔が無難である。

●体位

　欠損部位，固定法にもよるが一般的には仰臥位で行うことが多い。

手術進行

第1ステージ
1. 皮切・展開
2. デブリドマン・創外固定
3. （セカンドルック）
4. 内固定
5. PMMAセメントスペーサー挿入
6. 閉創・ドレーン留置

第2ステージ
1. 皮切・展開
2. PMMAセメントスペーサー除去
3. 自家海綿骨移植
4. （場合により内固定追加）
5. 閉創・ドレーン留置
6. 後療法

❶徹底したデブリドマンと良好な軟部組織による被覆。
❷PMMAセメントスペーサーによる死腔の充填。
❸induced membraneの温存と良好な固定性獲得。

手術手技

右大腿骨遠位部開放骨折の高度骨欠損症例に対するMasquelet法を提示する。

第1ステージ

1 皮切・展開

体位は仰臥位で行う。患肢は大腿から足趾まで消毒し清潔野とし，膝下に枕などを置いて膝関節軽度屈曲位とする 図1 。皮切は開放創の利用などを考慮する必要があるが，初期治療での関節切開の必要性や最終内固定インプラント設置をも勘案した皮切とする。本症例では外側開放創があったため，これを利用してかつ外側プレート設置にも利用できる皮切とした 図2a 。外側皮下を同切し，外側傍膝蓋アプローチにて関節切開，骨折部ならびに関節内を展開した 図2b 。

> **NEXUS view**
> 不十分なデブリドマンを避けるため十分な大きさの展開をすることが重要であり，関節内に通ずる開放骨折であれば関節切開による洗浄も必須である。

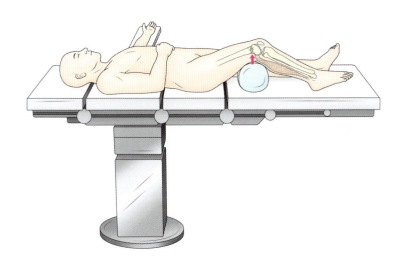

図1 体位

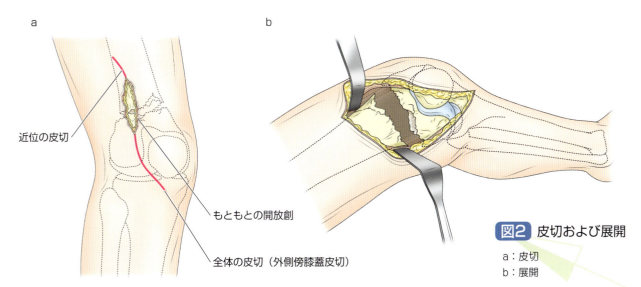

図2 皮切および展開
a：皮切
b：展開

2 デブリドマン・創外固定

汚染された組織，血流に乏しい組織ならびに軟部組織と連続性のない遊離骨片は摘出し，徹底したデブリドマンを行う。膝関節周囲の高エネルギー損傷の治療においては，受傷早期は膝関節架橋の創外固定（spanning external fixation）にて骨折部を安定化し，軟部組織状態が回復した後に最終内固定を行うstaged operationが有用である図3。

> **NEXUS view**
>
> 軟部組織の損傷が強く骨欠損部分が大きい場合はこの段階より，感染予防ならびに死腔充填目的で抗菌薬含有PMMAセメントビーズを骨欠損部分に充填する。閉創できない場合は，局所陰圧療法（negative pressure wound therapy；NPWT）で待機するが，1週間以内での遊離筋皮弁などによる血行良好な軟部組織での骨欠損部の被覆が優先される。

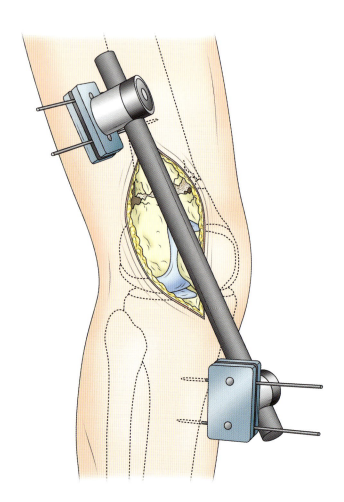

図3 デブリドマンおよび創外固定

3 （セカンドルック）

　Gustilo type 3A以上の開放骨折では，初回手術より2～3日後にセカンドルックを行う。血流に乏しい組織などデブリドマン不十分な部分あれば，再度デブリドマンを行う。患部の状態に応じて抗菌薬含有PMMAセメントビーズを交換する。

4 内固定

　骨折部に感染を疑えばさらに追加デブリドマン，抗菌薬含有PMMAセメントビーズ交換を行い，内固定を延期する。感染所見がないのを確認して内固定を行うが，プレート固定の場合は，粉砕・欠損部分を架橋するようにbridging plating（架橋プレート固定）する 図4 。ロッキングプレートが一般的に用いられ，プレートの長さは骨折部の長さの2～3倍と長めのものを選択する。関節内骨折部分は解剖学的整復を獲得する必要があり，スクリュー，吸収ピンなどにて固定する。

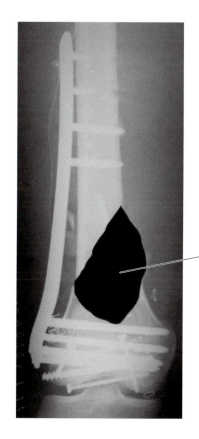

図4　内固定
粉砕・欠損部に架橋するようにプレート固定する。

5 PMMAセメントスペーサー挿入

　骨欠損部分は郭清し瘢痕・繊維組織を除去する 図5a 。次いで欠損部分に適合する大きさのPMMAセメントスペーサーを作製し挿入する。抗菌薬をPMMAセメントに入れるかどうかは議論のあるところであるが，GiannoudisらはPMMAセメント感染性偽関節では混入すると述べている[3]。本法が適応となる症例は元より感染率の高い開放骨折が多く，著者らは感染予防目的も意図してゲンタマイシンをPMMAセメント40gあたり1g混入している。

> **NEXUS view**
> PMMAセメントスペーサーは分割して挿入すると除去が容易である（3分割など） 図5b 。またinduced membraneが髄腔内にも十分入り込むように，PMMAセメントスペーサーが髄腔内にも少し入るように設置することも重要である 図5c 。

6 閉創・ドレーン留置

　ドレーン留置し閉創する。この後，第2ステージまでの待機期間は，患肢免荷にて筋力増強訓練ならびに可動域訓練を行った。

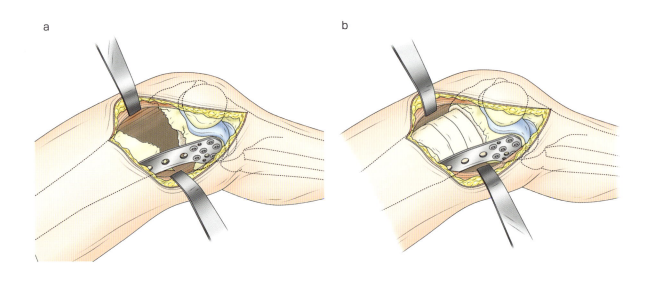
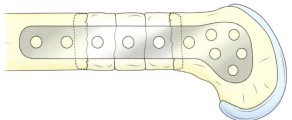

図5　セメントスペーサー挿入
a：挿入前
内側の皮質骨は欠損している。
b：スペーサー挿入
c：スペーサーの分割
除去しやすいようにスペーサーは分割して挿入する。髄腔内にも少しセメントが入るようにするのがポイントである。

第2ステージ

1 皮切・展開

第1ステージと同様の皮切にて入り展開する。induced membraneへの不必要な損傷を避けるためにもスペーサーまで一気に切開するのが望ましい。スペーサー上を展開するとinduced membraneが確認される 図6 。

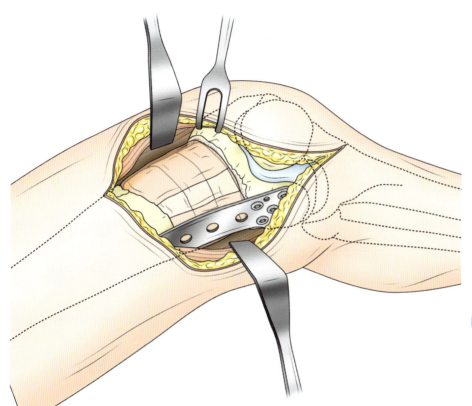

図6 induced membrane

スペーサー上を展開するとinduced membraneが確認される。

2 PMMAセメントスペーサー除去

induced membraneを損壊したり，一緒に除去したりしないように，できる限り慎重にスペーサーを抜去する．摘出後は筋層下ならびに髄腔内にも良好なinduced membraneが形成されているのが確認できる 図7 。

> **NEXUS view**
>
> 第2ステージの施行時期としては，原法では8週，その後の報告でも8週前後の待機期間とするものが多い．induced membraneは血流豊富で成長因子（VEGF，TGFB）や骨誘導因子（BMP-2など），骨芽細胞前駆細胞などを含むとされ，成長因子の分泌は4週で最も発現したとする報告もあり[4]，著者らは4週以降の6週前後で施行可能と考えて行っている[5]。

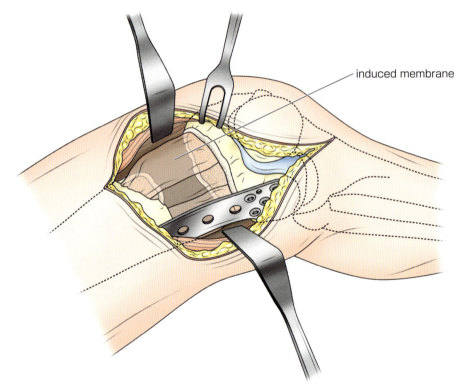

図7 セメントスペーサー除去

できる限り慎重にスペーサーを抜去する．

3 自家海綿骨移植

前述したようにinduced membraneを損傷しないようセメントスペーサーを除去し，海綿骨を密に骨移植する 図8a 。採骨は両側の前後の腸骨翼から必要量に応じて適宜採取する。しかしながら採取できる自家海綿骨には限界があり，これがすなわち本法の限界ともいえよう。人工骨（β-TCPなど）だけでは骨形成せず，人工骨の混合は1/3くらいなら許容されるともいわれている。著者らもやむを得ない場合に限り人工骨を混合して施行している。他の方法としてはallograftやReamer–irrigator–aspirator（RIA）によるbone graftがあげられるが，わが国で試行可能な施設は限られているのが問題点である。

> **NEXUS view**
> 骨欠損が大きく人工骨の混合を要するような場合，著者らはinduced membraneに接する部分，すなわち骨欠損の周辺部分に最も条件のよい自家海綿骨を配置するように心がけている 図8b 。

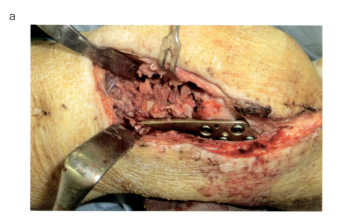

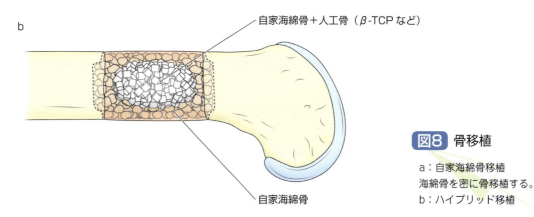

図8 骨移植
a：自家海綿骨移植
海綿骨を密に骨移植する。
b：ハイブリッド移植

4 (場合により内固定追加)

　欠損部が大きく長期にわたる固定性の不足が懸念される場合は，この第2ステージの段階で固定力増強の追加処置を考慮する．本例では内側プレートの追加を行った 図9 。

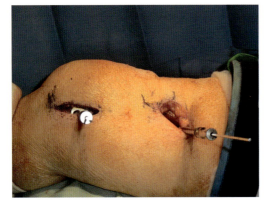
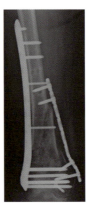
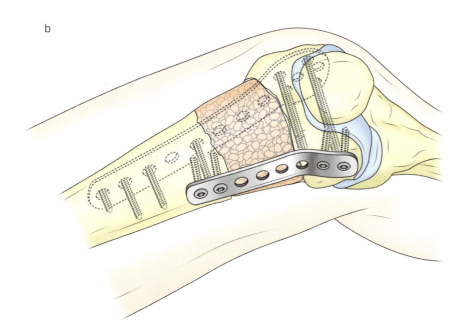

図9 MIPOによる内側プレート追加
a：術中写真
b：内側プレート

5 閉創・ドレーン留置

ドレーン留置し閉創する。

6 後療法

ドレーン抜去後より可動域訓練を開始する。荷重時期は使用インプラント（髄内釘かプレートかなど）あるいは骨欠損の大きさなどによっても異なるが，4～6週は患肢免荷とする。荷重時期の決定はCT評価により行い，仮骨出現し骨癒合傾向が認められ始めるのを確認し開始する。

特に全周性の大きな骨欠損の場合は再骨折，再転位や遷延癒合をきたしやすく，慎重な荷重コントロールが必要である。下腿ではPTB装具の作製・使用も有用である。

文献

1) Masquelet AC. Muscle reconstruction in reconstructive surgery: soft tissue repair and long bone reconstruction. Langenbecks Arch Surg 2003; 388: 344-3.
2) Masquelet AC. The reconstruction of wide diaphysed bone defect by foreign body induced membrane and bone graft. e-mémoires de l'Académie Nationale de Chirurgie 2008; 7(3): 34-8.
3) Giannoudis PV, Faour O, et al. Masquelet technique for the treatment of bone defects: Tips-tricks and future directions. Injury 2011; 42: 591-8.
4) Pelissier P, Masquelet AC, et al. Induced membranes secrete growth factors including vascularand osteoinductive factors and could stimulate bone regeneration. Journal of Orthopaedic Research 2004; 22: 73-9.
5) 木浪 陽, 野田知之. 特集：開放骨折の治療. 骨欠損を伴う開放骨折(3)-Masquelet法-. 関節外科 2014; 33（6）: 657-60.

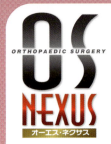

III. 骨折・外傷治療で困ったときに

膝・下腿の骨折・外傷におけるLIPUSの実際

湘南鎌倉総合病院外傷センター　**松村　福広**

Introduction

LIPUS使用前情報

●適応と禁忌

　低出力超音波パルス（low intensity pulsed ultrasound；LIPUS）照射が2006年11月から先進医療の一環として，観血的整復内固定術やデブリドマンなどの外科的治療を行った新鮮四肢骨折に使用可能となった．その後2008年4月からは保険治療としても，手術を行った新鮮四肢開放骨折または粉砕骨折に限ってその使用が認可された．そして2012年の診療報酬改定では，新鮮骨折に観血的手術を行った場合はすべて保険適応となり，対象が大幅に拡大され現在に至っている．

　著者は新鮮四肢骨折の手術後，積極的にLIPUSを使用しその効果を報告してきたが[1,2]，悪性腫瘍による病的骨折や妊婦または授乳婦での使用は安全性と有効性が確認されていないため，慎重に使用しなければならない．

●LIPUS照射の体位

　特に決められた体位はないが，患者がリラックスできる楽な体位が望ましい．上肢下肢を問わず，仰臥位あるいは座位でも照射が可能である．

●照射開始時期

　LIPUS照射は骨折部の直上にトランスデューサーを当て，それをバンドで骨折部に固定して行うだけである．よって疼痛が軽減すれば，できる限り術後早期から照射を開始できる．ただし照射部位に開放創などの軟部組織の問題があれば，それらの改善を待たなければならない．

LIPUS照射手順

1. 照射部位の決定
2. LIPUS照射
3. フォローアップと骨癒合判定
4. LIPUS照射の効果
5. 代表症例

LIPUS手技

1 照射部位の決定

照射部位の決定

　超音波の伝播は直線的であるため，LIPUSは骨折部に対して垂直に照射されなければその最大の効果が得られない。よって正確な照射部位の決定が最も重要になってくる。

　上肢や下腿骨では骨折部が比較的皮膚から浅い位置に存在するため照射部位を正しく認識し設定することはさほど困難ではないが，軟部組織に厚みがある大腿骨では難しい。これは大腿骨遷延癒合や偽関節に対するLIPUS照射の有効性が，下腿骨に比べ得られにくい理由の1つである[6]ことからもわかる。

エコーを用いたターゲッティング

　この適切な照射部位を決定するため，さまざまな工夫が報告されている[7]。その1つの方法がエコーを用いた骨折部のターゲッティングである。これは患者と一緒に骨折部をリアルタイムで確認しながらLIPUS照射の指導ができるため，患者教育の一環としても大きな効果がある。エコーによる骨折部ターゲッティングの実際を 図1 ～ 図4 に示す。このターゲッティングを行う姿勢は，実際にLIPUS照射を行う姿勢と同じにする。

　上腕骨や下腿骨も同様であるが，ここでは軟部組織の最も厚い大腿骨例を呈示した。基本的には患肢に対して垂直にエコーのプローブを当て，横断面と矢状面の2方向で骨折部を同定する。骨折部のギャップが描出できたらそこでマーキングをし，患者にも同様にプローブを持たせ，その位置がLIPUSの照射部位であることを認識させる。

　内固定のインプラントが髄内釘の場合，照射部位はLIPUSのトランスデューサーが当てやすいところでよいが，プレート固定の場合はプレート直上からの照射は避けなければならない。

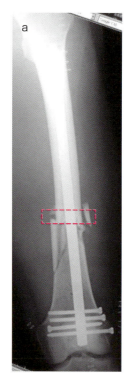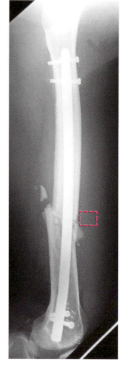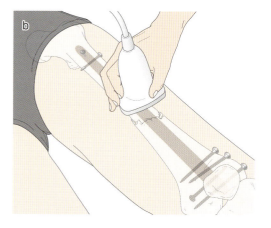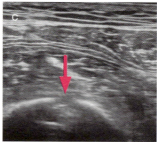

図1 大腿骨に対する横断面でのエコー

a：左大腿骨X線像
破線はエコーのプローベを示す。
b：エコーの実際
c：矢印は骨折のギャップを示す。

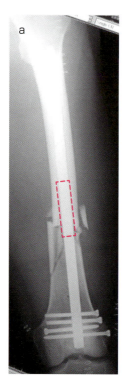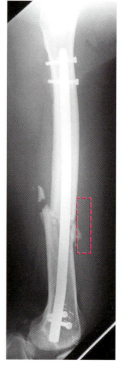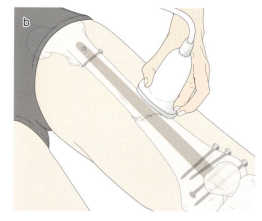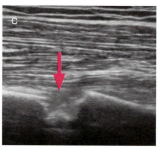

図2 大腿骨矢状面のエコー

a：左大腿骨X線像
破線はエコーのプローブを示す。
b：エコーの実際
c：矢印は骨折部のギャップを示す。

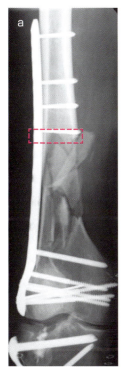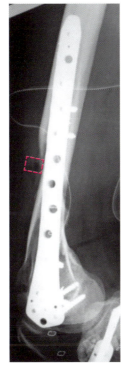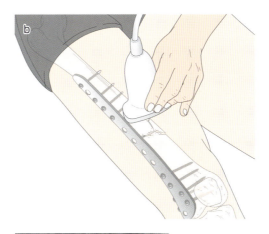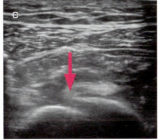

図3 大腿骨横断面のエコー

a：右大腿骨X線像
破線はエコーのプローブを示す。
b：エコーの実際
c：矢印は骨折部のギャップを示す。

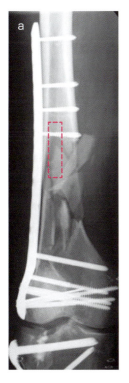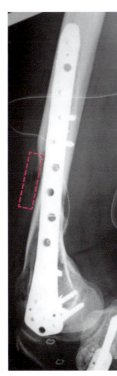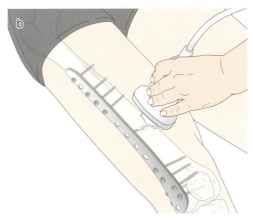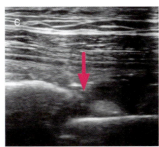

図4 大腿骨矢状面のエコー

a：右腿骨X線像
破線はエコーのプローブを示す。
b：エコーの実際
c：矢印は骨折部のギャップを示す。

2 LIPUS照射

　LIPUSのトランスデューサーをマーキングした照射部位にあて，バンドで固定する。照射時間は20分であり，この照射を毎日1回行う。

> **NEXUS view**
> 　LIPUS照射が骨折部に正確に当たっていなければ効果は得られない。定期的に患者が実際行っている照射部位をエコーで確認するとよい。

3 フォローアップと骨癒合判定

　新鮮骨折に対してLIPUS照射が最大の効果を発揮する必須条件は，LIPUSを正確にそして毎日照射していることである。つまり正確に照射が行われているという"質"と，毎日照射しているという"量"が保証されなければならない[8]。よって患者が入院中あるいは外来通院中に関わらず，毎日照射していること，照射部位が正確であること，そして骨癒合が進行しているのかどうかを定期的にチェックすることが必要になる。

　エコーによる骨折部のターゲッティングは外来でも比較的簡便に行うことができ，患者が実際に骨折部をモニターで見ることで治療に対するモチベーションを上げることにも役立つ。これは患者教育としても，内服薬と同じ患者の自主性で行われるLIPUS照射には重要なことである。

　骨癒合の判定は単純X線正面像と側面像で行うことが多いが，疼痛やADLなど臨床症状の有無も重要で，場合によってはreconstruction CTや骨シンチが役立つ。骨癒合が確認できればLIPUS照射は終了となる。

> **NEXUS view**
> 　LIPUS照射の効果が疑わしい場合，患者が毎日照射しているかどうかをチェックし，その重要性を理解させなければならない。

4 LIPUS照射の効果

　新鮮骨折に対して骨癒合までの期間を短縮させる可能性がある[2~5]。これは骨折に対して適切な手術が行われていることが条件であり，不適切な手術が行われた骨折において骨癒合を保証するものではない。

5 代表症例

64歳,男性。大型車両に挟まれ受傷。右大腿骨顆上開放骨折,左大腿骨骨折,右前腕骨開放骨折を認めた。右大腿骨はロッキングプレートで固定,左大腿骨は髄内釘で固定した。両大腿骨に対して内固定術の1週間後からLIPUS照射を開始した 図1 〜 図4。その後順調に経過し術後4カ月で骨癒合を獲得した。

LIPUS照射は新鮮骨折の術後できる限り早期から開始すべきである。またその効果を最大限に得るために,毎日の照射が重要であることを理解してもらう患者教育とエコーを用いた照射部位の正確なターゲッティングを行うことが重要である。

文献

1) 松村福広ほか. 髄内釘で治療した新鮮大腿骨・脛骨骨折に対する低出力パルス超音波照射の治療効果. 整・災外 2009;52: 1541-4.
2) 松村福広ほか. 髄内釘で治療した脛骨骨折に対するLIPUS照射の有用性の検討. 骨折 2012; 34: 638-40.
3) Heckman JD, Ryaby JP, McCabe J, et al. Acceleration of tibial fracture-healing by noninvasive, low-intensity pulsed ultrasound. J Bone Joint Surg Am 1994; 76: 26-34.
4) Kristiansen TK, Ryaby JP, McCabe J, et al. Accelarated healing of distal radial fractures with the use of specific, low-intensity ultrasound ; a multicenter, prospective, randomized, double-blind, placebo-controlled study. J Bone Joint Surg Am 1997;79: 961-73.
5) Leung KS, Lee WS, Tsui HF, et al. Complex tibial fracture outcomes following treatment with low-intensity pulsed ultrasound. Ultrasound in Med. & Biol. 2004; Vol.30, No. 3: 389-95.
6) 水野耕作ほか. 超音波骨折治療器の遷延癒合・偽関節に対する他施設臨床試験. 整・災外 2003; 46: 757-65.
7) 新井通浩ほか. 難治骨折に対する低出力超音波パルス(LIPUS)の治療成績とターゲティングの工夫. 骨折 2005; 27: 21-6.
8) 松村福広. 大腿骨・脛骨骨折後の遷延癒合・偽関節に対する低出力パルス超音波照射のコンプライアンス. 整・災外 2008; 51: 211-4.

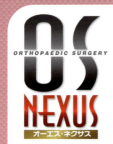

III. 骨折・外傷治療で困ったときに

下腿骨折後遷延癒合・偽関節に対する手術

帝京大学医学部整形外科学　渡部　欣忍

Introduction

術前情報

●適応と禁忌

　荷重痛や不安定感という症状を有する遷延癒合・偽関節が手術の絶対的適応となる。無症状あるいは症状が軽くても，遷延癒合状態が長くなると，インプラント損傷が生じるリスクがあるので，手術の相対的適応となる。

　正側2方向のX線写真をもとに，内外側・前後側の4つの対面する皮質の骨性架橋の有無と，受傷からの経過時間との関係から，遷延癒合と偽関節を定義する。脛骨骨幹部骨折では，受傷から3カ月が経過しても1カ所の骨性架橋がない場合は遷延癒合，さらに受傷から6カ月が経過して癒合していない場合には偽関節と考えるぐらいの基準でいいだろう。開放骨折の場合には，もとから治癒が遷延しやすいので，この基準を3カ月先送りにすればよい。

●麻酔

　全身麻酔または局所麻酔（腰椎麻酔，硬膜外麻酔）。

●体位

　一般的には仰臥位とする。髄内釘使用時には三角枕を膝窩部に置き，膝屈曲位で手術することもある。

手術進行

1. 既存インプラント（髄内釘，横止スクリュー）の抜去
2. 皮切・展開
3. 偽関節部の肉芽・線維性組織の除去
4. ガイドワイヤーの挿入
5. 髄腔リーミングと長さの決定
6. 髄内釘の挿入と横止スクリューの設置
7. 母床作りと自家海綿骨移植
8. 腓骨骨切りまたは骨切除
9. 洗浄と閉創

Fast Check
❶生物活性を改善する　⇒　自家海綿骨移植術あるいはchipping法。
❷安定性を改善する　⇒　強固な内固定。太い髄内釘を使用し，ねじれ位置で横止スクリューを多数設置する。

手術手技

脛骨骨幹部骨折に対する髄内釘固定後の偽関節症例に対する，偽関節手術（偽関節部搔爬，自家海綿骨移植術，髄内釘入れ替え）を例に 図1 手術手技を解説する。

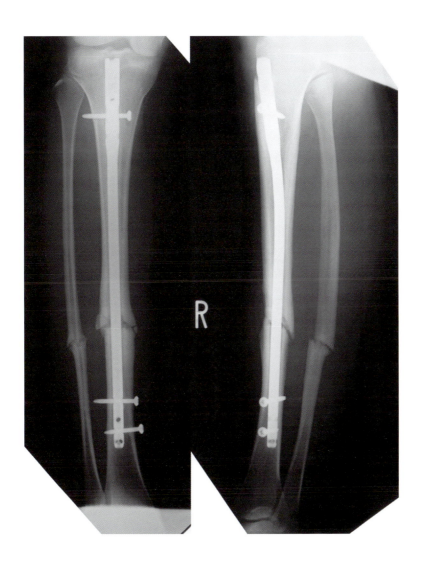

図1 脛骨骨幹部骨折に対する髄内釘固定術後の偽関節

17歳，女子。受傷約1年経過の脛腓骨骨折。脛骨，腓骨ともに偽関節となっている。

NEXUS view

Webで検索すると，欧米ではnonunion（癒合不全）という用語がよく用いられ，日本では偽関節（pseudoarthrosis）という用語がよく用いられているのがわかる。おそらく，「癒合不全」と「pseudoarthrosis」は，言葉として発音しにくいためだろう。pseudoarthrosisとnonunion，偽関節と癒合不全とを厳密に区別して用いる先生もいる。インプラント折損が生じていない癒合不全では，骨折部はグラグラしていないので偽関節とはいえないという意見だろう。正しい意見だと思うが，著者は「nonunion ＝ 偽関節，癒合不全」という使い方をしているのでご了承願いたい。

1 既存インプラント（髄内釘，横止スクリュー）の抜去

既存インプラントを手術中のどの時期に行うかは，症例毎により異なる．抜去の容易さ，インプラント折損の有無，抜去後の偽関節部の不安定性などによりタイミングを決める．

2 皮切・展開

イメージで偽関節部の位置をマーキングし，その直上に縦切開を置く．脛骨骨幹部では，皮下に骨があるので偽関節部までの進入は容易である 図2．

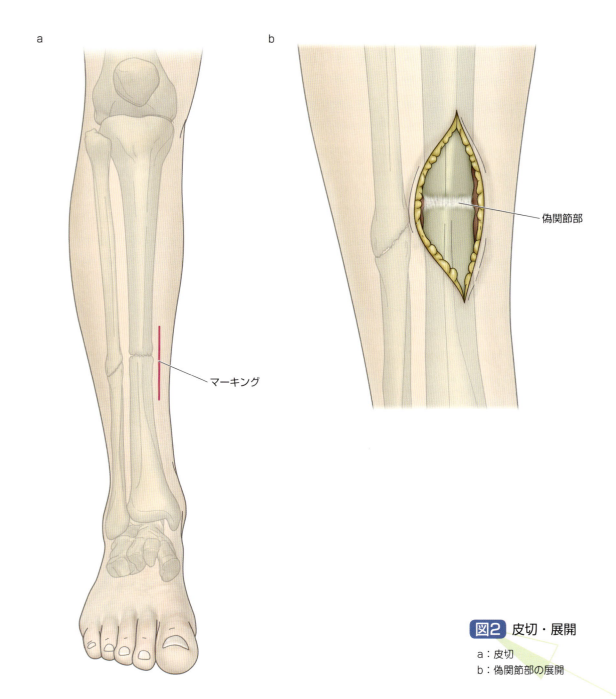

図2 皮切・展開
a：皮切
b：偽関節部の展開

3 偽関節部の肉芽・線維性組織の除去

偽関節部をよく観察する。偽関節部内は線維性の肉芽組織で充填されていることが多く，鋭匙などを用いて肉芽組織を掻爬する 図3 。

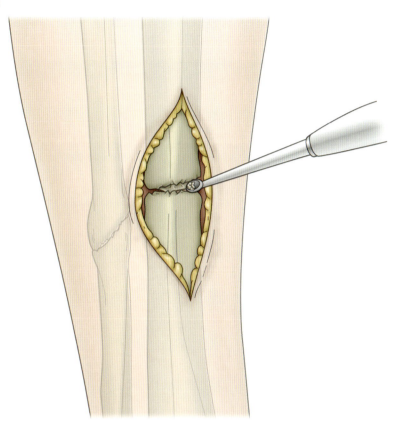

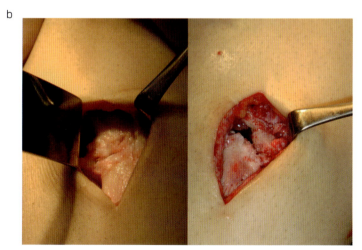

掻爬前　　　　　　　掻爬後

NEXUS view

Hypertrophic nonunionでは，骨表面は一見すると骨の連続性があるようにみえる。注射針などで骨表面をつついていくと，偽関節に針が入っていくので，偽関節部の位置が同定できる。

図3 偽関節部の掻爬
a：鋭匙などを用いて偽関節部を掻爬する。
b：掻爬前後の偽関節部

4 ガイドワイヤーの挿入

既存の髄内釘を抜去したentry pointからガイドワイヤーを髄腔内に挿入する。ガイドワイヤーは脛骨遠位の関節面近くまでしっかりと挿入する 図4 。

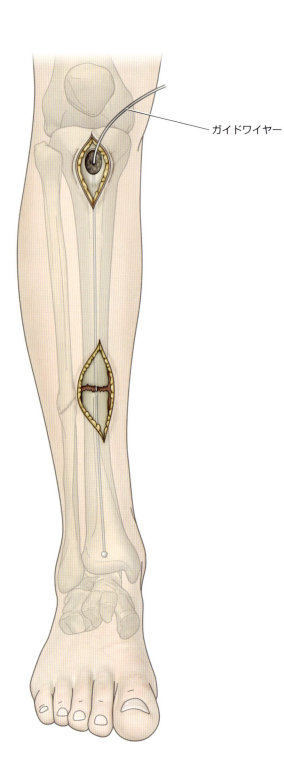

NEXUS view

最初の手術で誤った部位から髄内釘が挿入されていた場合には，新たなEntry pointを開窓しなければならないこともある。もとの開窓部と新たな開窓部が近いと，これらが連結してしまい，髄内釘近位部の固定性が悪くなるので注意する。

図4 髄腔リーミング用のガイドワイヤー挿入

5 髄腔リーミングと長さの決定

偽関節治療では，力学的安定性を骨折部に与えることが重要で，既存の髄内釘より太い髄内釘で固定する。髄内釘の入れ替え手術（exchange nailing）では，新たに挿入する髄内釘の径は，既存の髄内釘の径より，できれば2mm以上太いものを使用することが望ましい。

そのためには，ガイドワイヤー越しに髄腔リーミングを行う。既存の髄内釘径からリーミングを開始し，挿入予定の髄内釘径より0.5〜1mm大きいサイズまでオーバーリーミングするのが原則である 図5 。

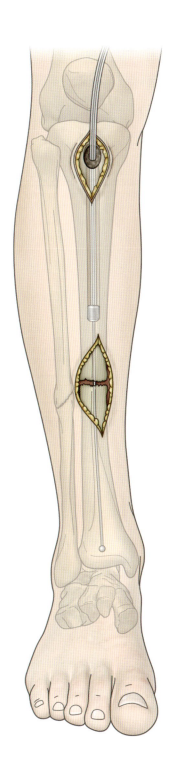

図5 オーバーリーミング
予定サイズの髄内釘より0.5〜1mmオーバーリーミングする。

NEXUS view

円筒状の金属ロッドの曲げ剛性は，断面二次モーメントというパラメータに依存する。同じ素材であれば，髄内釘の場合には断面二次モーメントは直径の4乗におおむね比例する。日本人が使用する髄内釘のサイズでは2mm太い径を使用することで，おおむね曲げ剛性は2倍になる 図6。

断面形状 　　　　断面2次モーメント

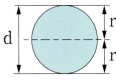

$$I = \frac{\pi d^4}{64} = \frac{\pi r^4}{4}$$

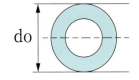

$$I = \frac{\pi (d_O^4 - d_I^4)}{64}$$

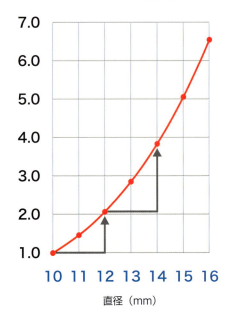

ネイルの剛性

直径（mm）

図6 ネイル径と曲げ剛性の関係

2mm太い髄内釘を使用すれば曲げ剛性は約2倍になる。

NEXUS view

偽関節部で許容できない内・外反，屈曲伸展，回旋アライメントの異常がある場合には，変形を矯正した状態で髄腔リーミングを行う。変形矯正量が大きい場合には，術中一時的に創外固定器を用いてアライメントを保持した状態で髄腔リーミングを行う場合もある。腓骨骨折がなかったり，骨折はあってもすでに骨癒合していたりすると，腓骨がじゃまになり十分な変形矯正ができない場合がある。その時には先に腓骨骨切り（骨切除）を行う。

6 髄内釘の挿入と横止スクリューの設置

計測装置を用いて使用する髄内釘の長さを決定する。遠位骨片にしっかりとした長さが確保できるように髄内釘の長さを決める。予定した髄内釘を通常の手技で脛骨髄腔内へ叩き込んでいく。続いて，近位および遠位の横止スクリューを設置する 図7 。

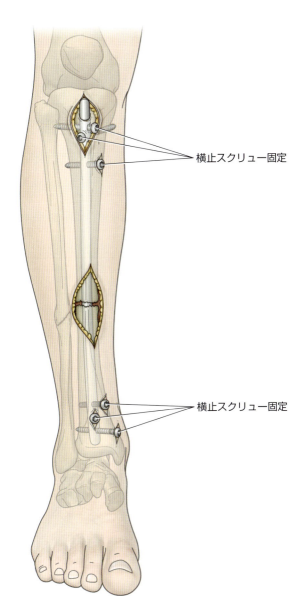

横止スクリュー固定

横止スクリュー固定

図7 ネイルの挿入と固定

太い径，十分な長さのネイルを挿入し，近位と遠位の横止スクリュー固定を行う。

NEXUS view

近位側は髄内釘に連結したガイドで容易にスクリュー固定ができる。遠位側はイメージ下に横止スクリューを設置する。近位および遠位ともに，空間的ねじれの位置に横止スクリューを設置することで，骨癒合にとって不利になる偽関節部への剪断力負荷を軽減できる。

7 母床作りと自家海綿骨移植

偽関節部に近接する健常骨の皮質表面を骨ノミで一部分短冊状に切り込み，自家海綿骨移植の母床とする場合もある．大きな全周性骨欠損がない場合には，通常は自家海綿骨を偽関節部およびその周囲に移植する 図8。

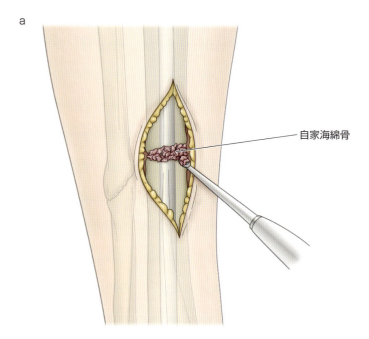

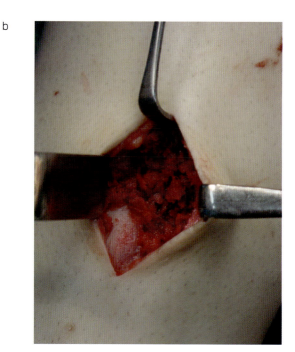

図8 自家海綿骨移植
a：自家海綿骨移植術を行う．
b：実際の写真

NEXUS view

採骨部位としては，前方腸骨梁，後方腸骨稜，脛骨近位部などがよく用いられる．可能な採骨量は，それぞれ10cc，20cc，7cc程度であるといわれている．生物活性を改善する目的での人工骨の役割は未だ十分に検討されていない．

下腿骨折後遷延癒合・偽関節に対する手術

> **NEXUS view**
>
> 著者らのグループでは，自家骨移植の代替法としてchipping法を用いることが多い．偽関節部上の皮膚に2〜3cmの小切開を加えて，軟部組織を損傷しないように偽関節部を骨ノミで砕いていく方法である．原則として自家海綿骨移植術は併用しない．偽関節に対して1回のchipping法での骨癒合率は約92%である．癒合しなかった例に対しては，2回目のchippingを追加して，全例骨移植なしに癒合が獲得できている 図9，図10。

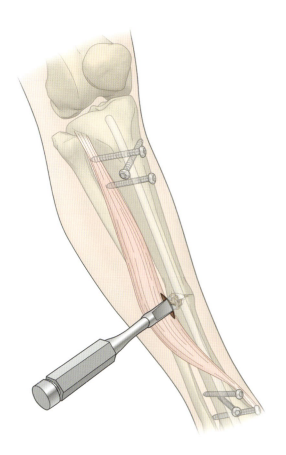

図9 chipping法

脛骨偽関節手術の例。小切開で偽関節部を粉砕していく。

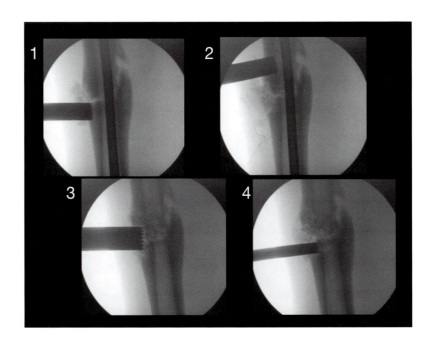

図10 別症例の大腿骨偽関節粉砕術中の透視像

先端がギザギザした骨ノミを使用しているが，先端が平らな骨ノミを使ってもよい。

157

8 腓骨骨切りまたは骨切除

下腿外側に縦切開を加えて皮下を剥離し，筋層を分けると腓骨に達する。腓骨周囲を全周性に剥離して，後面にレトラクターを掛けて深部の静脈叢を保護しつつ，オシレーターを用いて腓骨を骨切りまたは骨切除する 図11 。

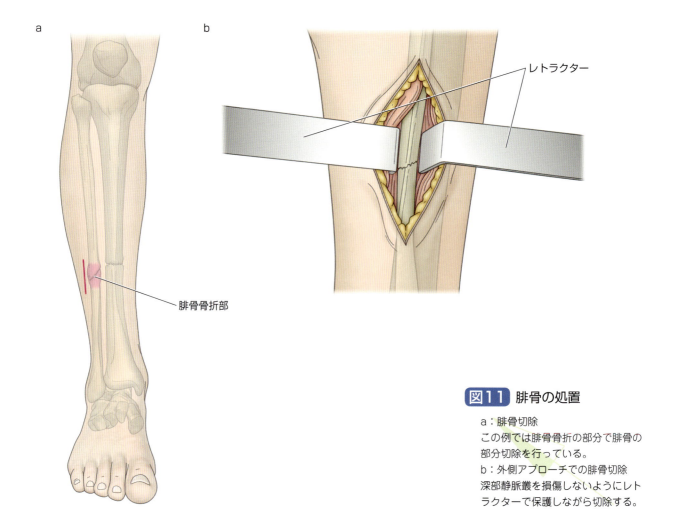

図11 腓骨の処置
a：腓骨切除
この例では腓骨骨折の部分で腓骨の部分切除を行っている。
b：外側アプローチでの腓骨切除
深部静脈叢を損傷しないようにレトラクターで保護しながら切除する。

NEXUS view

下腿骨骨折で，腓骨骨折の合併の有無が骨癒合に影響するかどうかに関しては，一定のコンセンサスがない。腓骨骨折があると脛骨には圧縮力（軸圧力）がかかるので骨癒合にとって有利であるという考え方がある。一方，腓骨に連続性があるほうが，脛骨骨折部への回旋力（剪断力）を含めて，より制動できるという考え方がある。脛骨の偽関節手術で，腓骨骨切りあるいは骨切除を追加すべきかどうかに関しても，同様にコンセンサスがない。

9 洗浄と閉創

術創を生理食塩水で洗浄して閉創する．移植骨を洗浄で流出してしまうといけないので，偽関節部は自家海綿骨移植をする前に洗浄しておく．

術後1年のX線像を提示する 図12 ．

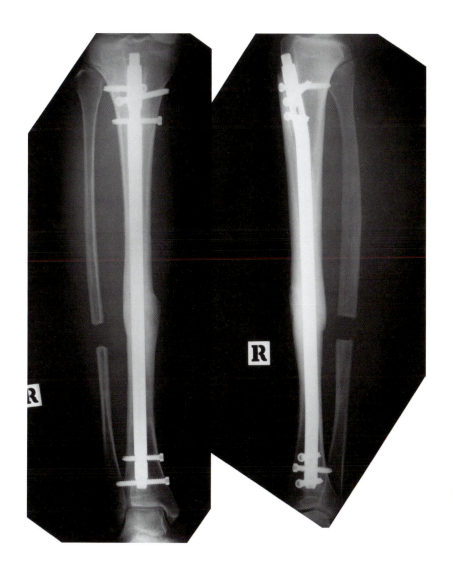

図12 術後1年のX線像
良好な骨癒合が獲得できている．

文献

1) 渡部欣忍, 松下 隆. 長管骨の偽関節に対する治療, 偽関節治療への創外固定の応用, OS NOW Instruction 20. 東京; 2011; 117-24.
2) 渡部欣忍. 骨折固定のバイオメカニクス. 松下 隆編. 岩本幸英監. 整形外科 Knack & Pitfalls骨折治療の要点と盲点. 東京: 文光堂; 2009. 7-13.
3) 渡部欣忍. 骨折後偽関節. 松下 隆編. 岩本幸英監. 整形外科 Knack & Pitfalls骨折治療の要点と盲点. 東京: 文光堂; 2009. 250-5.
4) Matsushita T, Watanabe Y. Chipping and lengthening technique for delayed unions and nonunions with shortening or bone loss, J Orthop Trauma 2007; 21: 404-6.

膝の靱帯損傷治療をこの一冊に凝縮！

膝靱帯手術の すべて

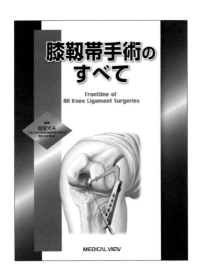

編集 **越智 光夫** 広島大学大学院医歯薬保健学研究院整形外科学教授

靱帯損傷は膝分野において人工関節置換術と並ぶ大きなテーマである。本書では各種の靱帯損傷について，その解剖とバイオメカニクス，発生機序から修復・再建・補強などの各手術の手技を，精緻なイラストを豊富に用いて詳説。症例によってどの手技が適応となるか，再建材料をどこから採取するか，など手術のポイントとコツを豊富に記載し，「膝機能を快復させる手術手技」を徹底解説。本分野のスタンダードとなる一冊。

定価（本体 18,000円＋税）
B5変型判・412頁・オールカラー
イラスト500点，写真400点
ISBN978-4-7583-1047-5

目次

I. 膝関節を構成する靱帯の解剖とバイオメカニクス
- 前十字靱帯の解剖とバイオメカニクス
- 後十字靱帯の解剖とバイオメカニクス
- 内側側副靱帯の解剖とバイオメカニクス
- 後外側支持機構の解剖とバイオメカニクス
- 内側膝蓋大腿靱帯の解剖とバイオメカニクス

II. 前十字靱帯損傷
- 前十字靱帯損傷の発生機序
- 前十字靱帯損傷に対する再建術
  - ハムストリング腱を用いた前十字靱帯1重束再建術
  - ハムストリング腱を用いた前十字靱帯2重束再建術
  - ハムストリング腱を用いた前十字靱帯3重束再建術
- 前十字靱帯損傷に対する補強術
- 遺残靱帯組織を温存した解剖学的2束前十字靱帯再建術
- 骨付き膝蓋腱を用いた脛骨経由前十字靱帯再建術
  - 脛骨骨孔経由で遺残靱帯内を内側前方から外側低位後方に斜走するルートの作製
- 前十字靱帯損傷に対する再建術
  - 膝蓋腱を用いた解剖学的長方形骨孔再建術
  - ナビゲーションを用いた再建術

III. 後十字靱帯損傷
- 後十字靱帯損傷の発生機序
- 後十字靱帯損傷に対する補強術
  - 後十字靱帯1束補強術
- 後十字靱帯損傷に対する2重束再建術
- 後十字靱帯損傷に対する再建術
  - Tibial inlay法による靱帯再建

IV. 内側側副靱帯損傷
- 内側側副靱帯損傷の発生機序
- 内側側副靱帯損傷に対する修復術
  - つり上げ修復法と半腱様筋腱補強術
  - 脛骨付着部からの引き抜き損傷
- 内側側副靱帯損傷に対する再建術
  - isometricityに留意した再建法

V. 内側膝蓋大腿靱帯損傷
- 内側膝蓋大腿靱帯損傷の発生機序
- 内側膝蓋大腿靱帯損傷に対する修復術
- 内側膝蓋大腿靱帯損傷に対する再建術
- 内側膝蓋大腿靱帯損傷に伴う合併損傷

VI. 複合靱帯損傷
- 複合靱帯損傷の発生機序
- 急性期複合靱帯損傷の病態と対応
- 前・後十字靱帯に対する同時再建術
- 十字靱帯・内側側副靱帯複合損傷に対する治療

VII. 膝蓋腱断裂
- 膝蓋腱断裂の発生機序
- 膝蓋腱断裂に対する修復術と再建術
- 膝蓋腱断裂に対する再建術

VIII. 靱帯再建後再断裂に対するRevision Surgery
- 再再建術と私のポイント

※ご注文、お問い合わせは最寄りの医書取扱店または直接弊社営業部まで。

メジカルビュー社 〒162-0845 東京都新宿区市谷本村町2番30号 TEL.03(5228)2050 FAX.03(5228)2059
http://www.medicalview.co.jp E-mail（営業部）eigyo@medicalview.co.jp

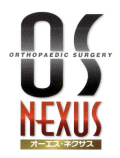

次号予告
2015年4月刊行予定

No.2

頚椎・腰椎の後方除圧術

編集担当　西良浩一

I 除圧術の基本器具
各種ケリソン，ノミの使用法 　　　　　　　　　川口善治
エアトームの使用法
　（ダイヤモンドバーとスティールバー）　　　髙見俊宏
低侵襲のための各種開創器の使用法　　　　　　佐藤公治

II 頚椎
頚椎椎弓形成術（片開き）　　　　　　　　　　石井　賢
頚椎椎弓形成術（両開き）　　　　　　　　　　東野恒作
顕微鏡下頚椎椎間孔前方拡大術　　　　　　　　前島貞裕
内視鏡下頚椎椎間孔後方拡大術　　　　　　　　中川幸洋

III 腰椎：ヘルニア
顕微鏡下脊柱管内ヘルニア摘出術　Love法　　　原　政人
顕微鏡下外側ヘルニア摘出術　Wiltse法　　　　 朝本俊司
脊柱管内側・外側ヘルニア摘出術　MED法　　　 南出晃人
脊柱管内側・外側ヘルニア摘出術　PED法　　　 酒井紀典

IV 腰椎：腰部脊柱管狭窄症，すべり症
顕微鏡除圧　　　　　　　　　　　　　　　　　二宮貢士
顕微鏡下 MILD法　　　　　　　　　　　　　　 八田陽一郎
棘突起縦割法　　　　　　　　　　　　　　　　渡辺航太
内視鏡除圧　MEL法　　　　　　　　　　　　　 中西一夫
顕微鏡下分離除圧　　　　　　　　　　　　　　田中信弘
間接除圧術（X-STOP）　　　　　　　　　　　　久野木順一

＊項目は一部変更になる場合がございます。

OS NEXUS No.1
膝・下腿の骨折・外傷の手術

2015年2月10日　第1版第1刷発行
2019年7月10日　　　　　　第2刷発行

- ■編集委員　宗田　大・中村　茂・岩崎倫政・西良浩一
- ■担当編集委員　宗田　大　むねたたけし
- ■発行者　三澤　岳
- ■発行所　株式会社メジカルビュー社
  〒162-0845　東京都新宿区市谷本村町2-30
  電話　03(5228)2050(代表)
  ホームページ http://www.medicalview.co.jp/

  営業部　FAX 03(5228)2059
  　　　　E-mail　eigyo@medicalview.co.jp

  編集部　FAX 03(5228)2062
  　　　　E-mail　ed@medicalview.co.jp

- ■印刷所　シナノ印刷株式会社

ISBN978-4-7583-1380-3 C3347

©MEDICAL VIEW, 2015. Printed in Japan

- ・本書に掲載された著作物の複写・複製・転載・翻訳・データベースへの取り込みおよび送信（送信可能化権を含む）・上映・譲渡に関する許諾権は，（株）メジカルビュー社が保有しています．
- ・JCOPY〈出版者著作権管理機構　委託出版物〉
  本書の無断複製は著作権法上での例外を除き禁じられています．複製される場合は，そのつど事前に，出版者著作権管理機構（電話 03-5244-5088，FAX 03-5244-5089，e-mail：info@jcopy.or.jp）の許諾を得てください．
- ・本書をコピー，スキャン，デジタルデータ化するなどの複製を無許諾で行う行為は，著作権法上での限られた例外（「私的使用のための複製」など）を除き禁じられています．大学，病院，企業などにおいて，研究活動，診察を含み業務上使用する目的で上記の行為を行うことは私的使用には該当せず違法です．また私的使用のためであっても，代行業者等の第三者に依頼して上記の行為を行うことは違法となります．
- ・本書の電子版の利用は，本書1冊について個人購入者1名に許諾されます．購入者以外の方の利用はできません．また，図書館・図書室などの複数の方の利用を前提とする場合には，本書の電子版の利用はできません．